母婴护理

（第2版）

专项职业能力

编审委员会

主　　任　　仇朝东

委　　员　　葛恒双　顾卫东　宋志宏　杨武星　孙兴旺

　　　　　　刘汉成　葛　玮

执行委员　　孙兴旺　张鸿樑　李　晔　瞿伟洁

中国劳动社会保障出版社

图书在版编目（CIP）数据

母婴护理：专项职业能力/上海市职业技能鉴定中心组织编写. —2 版. —北京：中国劳动社会保障出版社，2012

1＋X 职业技能鉴定考核指导手册

ISBN 978-7-5167-0092-1

Ⅰ.①母… Ⅱ.①上… Ⅲ.①产褥期-护理-职业技能-鉴定-自学参考资料②新生儿-护理-职业技能-鉴定-自学参考资料 Ⅳ.①R473.71②R473.72

中国版本图书馆 CIP 数据核字(2012)第 260320 号

中国劳动社会保障出版社出版发行

（北京市惠新东街 1 号 邮政编码：100029）

出 版 人：张梦欣

*

三河市华骏印务包装有限公司印刷装订 新华书店经销

787 毫米×960 毫米 16 开本 9.75 印张 156 千字

2013 年 3 月第 2 版 2022 年 2 月第 13 次印刷

定价：20.00 元

读者服务部电话：（010）64929211/84209101/64921644

营销中心电话：（010）64962347

出版社网址：http://www.class.com.cn

改 版 说 明

    1＋X职业技能鉴定考核指导手册《母婴护理（专项职业能力)》自2010年出版以来深受从业人员的欢迎，在母婴护理（专项职业能力）职业资格鉴定、职业技能培训和岗位培训中发挥了很大的作用。

    随着我国科技进步、产业结构调整、市场经济的不断发展，新的国家和行业标准的相继颁布和实施，对母婴护理（专项职业能力）的职业技能提出了新的要求。2011年上海市职业技能鉴定中心组织有关方面的专家和技术人员，对母婴护理（专项职业能力）的鉴定考核题库进行了提升，计划于2012年公布使用，并按照新的母婴护理（专项职业能力）职业技能鉴定考核题库对指导手册进行了改版，以便更好地为参加培训鉴定的学员和广大从业人员服务。

前　言

　　职业资格证书制度的推行，对广大劳动者系统地学习相关职业的知识和技能，提高就业能力、工作能力和职业转换能力有着重要的作用和意义，也为企业合理用工以及劳动者自主择业提供了依据。

　　随着我国科技进步、产业结构调整以及市场经济的不断发展，特别是加入世界贸易组织以后，各种新兴职业不断涌现，传统职业的知识和技术也愈来愈多地融进当代新知识、新技术、新工艺的内容。为适应新形势的发展，优化劳动力素质，上海市人力资源和社会保障局在提升职业标准、完善技能鉴定方面做了积极的探索和尝试，推出了1＋X培训鉴定模式。1＋X中的1代表国家职业标准，X是为适应上海市经济发展的需要，对职业标准进行的提升，包括了对职业的部分知识和技能要求进行的扩充和更新。上海市1＋X的培训鉴定模式，得到了国家人力资源和社会保障部的肯定。

　　为配合上海市开展的1＋X培训与鉴定考核的需要，使广大职业培训鉴定领域专家以及参加职业培训鉴定的考生对考核内容和具体考核要求有一个全面的了解，人力资源和社会保障部教材办公室、中国就业培训技术指导中心上海分中心、上海市职业技能鉴定中心联合组织有关方面的专家、技术人员共同编写了《1＋X职业技能鉴定考核指导手册》。该手册由"理论知识复习题""操作技能复习题"和"理论知识模拟试卷及操作技能模拟试卷"三大块内容组成，书中介绍了题库的命题依据、试卷结构和题型题量，同时从上海市1＋X鉴定题库中抽取部分理论知识题、操作技能试题和模拟样卷供考生参考和练习，便于考生能够有针对性地进行考前复习准备。今后我们会随着国家职业标准以及鉴定题库的提升，逐步对手册内容进行补充和完善。

本系列手册在编写过程中，得到了有关专家和技术人员的大力支持，在此一并表示感谢。

由于时间仓促，缺乏经验，如有不足之处，恳请各使用单位和个人提出宝贵意见和建议。

1＋X职业技能鉴定考核指导手册

编审委员会

目 录

CONTENTS 1＋X 职业技能鉴定考核指导手册

母婴护理（专项职业能力）简介 ·· （1）

第 1 部分　母婴护理（专项职业能力）鉴定方案 ·········· （2）

第 2 部分　鉴定要素细目表 ·· （4）

第 3 部分　理论知识复习题 ··（17）

　孕妇护理 ··（17）

　产妇护理 ··（23）

　婴儿护理 ··（30）

　婴儿常见疾病预防和护理 ··（39）

　小儿营养与喂养 ··（46）

　小儿生长发育与早期促进 ··（49）

第 4 部分　操作技能复习题 ··（56）

　孕产妇护理 ··（56）

　婴儿的生活护理与意外事故预防、急救 ······························（73）

　营养与防病 ··（97）

　小儿神经精神发育与体格锻炼 ··（107）

第 5 部分　理论知识考试模拟试卷及答案 ·······················（115）

第 6 部分　操作技能考核模拟试卷 ·······························（126）

母婴护理（专项职业能力）简介

一、专项职业能力名称

母婴护理。

二、专项职业能力定义

在家庭或医院，为孕产妇及新生儿出生后至婴儿期内提供生活护理的人员。

三、主要工作内容

从事的工作主要包括：（1）妊娠期护理；（2）产褥期护理；（3）小儿的生长发育及早期促进；（4）婴儿的生活护理；（5）婴儿的营养与防病；（6）婴儿意外事故的预防与急救。

第1部分

母婴护理（专项职业能力）鉴定方案

一、鉴定方式

母婴护理（专项职业能力）的鉴定方式分为理论知识考试和操作技能考核。理论知识考试采用闭卷计算机机考方式，操作技能考核采用现场实际操作结合口试方式。理论知识考试和操作技能考核各取 50% 相加为总成绩，总成绩达 60 分及以上者为合格。不及格者可按规定补考。

二、理论知识考试方案（考试时间 90 min）

题型 \ 题库参数	考试方式	鉴定题量	分值（分/题）	配分（分）
判断题	闭卷机考	60	0.5	30
单项选择题	闭卷机考	70	1	70
小计	—	130	—	100

三、操作技能考核方案

考核项目表

职业（工种）名称		母婴护理	等级		专项职业能力			
职业代码								
序号	项目名称	单元编号	单元内容		考核方式	选考方法	考核时间（min）	配分（分）
1	孕产妇护理	1	妊娠期护理		操作	必考	5	15
		2	产妇护理		操作	必考	5	15
2	婴儿的生活护理与意外事故预防、急救	1	婴儿生活护理		操作	必考	5	15
		2	意外事故预防、急救		操作	必考	5	15
3	营养与防病	1	婴儿营养与喂养		操作	必考	5	15
		2	婴儿常见病的预防		操作	必考	5	15
4	小儿神经精神发育与体格锻炼	1	婴儿神经精神发育		操作	必考	5	4
		2	婴儿体格锻炼		操作	必考	5	6
合　　计							40	100
备注								

第2部分

鉴定要素细目表

职业（工种）名称				母婴护理		等级	专项职业能力
职业代码							
序号	鉴定点代码				鉴定点内容		备注
	章	节	目	点			
	1				孕妇护理		
	1	1			女性生殖器护理		
	1	1	1		女性生殖器护理		
1	1	1	1	1	女性内外生殖器		
2	1	1	1	2	女性骨盆		
	1	2			女性乳房护理		
	1	2	1		女性乳房护理		
3	1	2	1	1	女性乳房的结构		
4	1	2	1	2	女性乳房的特点		
	1	3			月经期护理		
	1	3	1		月经生理与卫生		
5	1	3	1	1	月经生理		
6	1	3	1	2	正确使用经期卫生用品及局部清洁		
	1	4			妊娠生理		
	1	4	1		妊娠生理知识		
7	1	4	1	1	妊娠生理专业知识		

续表

职业（工种）名称				母婴护理	等级	专项职业能力
职业代码						
序号	鉴定点代码			鉴定点内容		备注
	章	节	目	点		
	1	4	2		胎儿发育专业知识	
8	1	4	2	1	胚胎期发育特点	
9	1	4	2	2	胎儿期发育特点	
	1	5			妊娠期护理	
	1	5	1		早期妊娠护理	
10	1	5	1	1	早期妊娠常见症状	
11	1	5	1	2	常见症状处理	
12	1	5	1	3	活动与休息	
13	1	5	1	4	生活指导	
14	1	5	1	5	用药	
	1	5	2		中期妊娠护理	
15	1	5	2	1	中期妊娠常见症状	
16	1	5	2	2	常见症状处理	
17	1	5	2	3	活动与休息	
	1	5	3		晚期妊娠护理	
18	1	5	3	1	晚期妊娠常见症状	
19	1	5	3	2	常见症状处理	
20	1	5	3	3	活动与休息	
21	1	5	3	4	个人卫生指导	
22	1	5	3	5	心理保健	
23	1	5	3	6	合理膳食	
24	1	5	3	7	家庭自我监护	
	1	5	4		妊娠期运动	
25	1	5	4	1	妊娠期运动的好处	

续表

职业（工种）名称				母婴护理	等级	专项职业能力
职业代码						
序号	鉴定点代码			鉴定点内容		备注
	章	节	目	点		
26	1	5	4	2 妊娠期运动的注意事项		
27	1	5	4	3 孕中期运动		
28	1	5	4	4 孕晚期运动		
	2			产妇护理		
	2	1		临产前护理		
	2	1	1	临产前专业知识与物品准备		
29	2	1	1	1 临产前专业知识		
30	2	1	1	2 临产前物品准备		
	2	1	2	分娩先兆		
31	2	1	2	1 常见症状		
32	2	1	2	2 临产前保健		
	2	2		分娩期健康指导		
	2	2	1	第一产程		
33	2	2	1	1 第一产程表现		
34	2	2	1	2 第一产程健康指导		
	2	2	2	第二产程		
35	2	2	2	1 第二产程表现		
36	2	2	2	2 第二产程健康指导		
	2	2	3	第三产程		
37	2	2	3	1 第三产程表现		
38	2	2	3	2 第三产程健康指导		
	2	3		产褥期护理		
	2	3	1	产褥期母体生理变化		
39	2	3	1	1 产褥期生命体征变化		

职业（工种）名称				母婴护理	等级	专项职业能力
职业代码						
序号	鉴定点代码			鉴定点内容		备注
	章	节	目	点		
40	2	3	1	2	产褥期生殖、心血管、泌尿、消化等变化	
41	2	3	1	3	产褥期一般护理	
42	2	3	1	4	产褥期心理护理	
	2	3	2		产褥期特殊情况及处理	
43	2	3	2	1	汗多、尿多与排尿困难	
44	2	3	2	2	便秘与痔疮	
45	2	3	2	3	产褥热与产后宫缩痛	
	2	3	3		剖宫产	
46	2	3	3	1	适应证	
47	2	3	3	2	术前护理	
48	2	3	3	3	术后护理	
	2	3	4		营养与膳食	
49	2	3	4	1	营养基础知识	
50	2	3	4	2	孕早期营养与膳食	
51	2	3	4	3	孕中期营养与膳食	
52	2	3	4	4	孕晚期营养与膳食	
53	2	3	4	5	产褥期营养与膳食	
	2	4			哺乳期护理	
	2	4	1		母乳喂养	
54	2	4	1	1	母乳喂养的好处	
55	2	4	1	2	哺乳前的准备	
	2	4	2		乳房护理	
56	2	4	2	1	正常乳房护理	
57	2	4	2	2	乳房胀痛及乳汁分泌不足	

续表

职业（工种）名称				母婴护理	等级	专项职业能力
职业代码						
序号	鉴定点代码				鉴定点内容	备注
	章	节	目	点		
58	2	4	2	3	乳头皲裂与平坦乳头	
59	2	4	2	4	乳腺炎	
	2	4	3		哺乳期用药	
60	2	4	3	1	哺乳期用药指导	
	2	5			产后健康指导与运动	
	2	5	1		产后健康指导与运动	
61	2	5	1	1	产后健康指导	
62	2	5	1	2	产后运动	
	3				婴儿护理	
	3	1			环境与衣着卫生	
	3	1	1		环境卫生	
63	3	1	1	1	室内空气卫生要求	
64	3	1	1	2	保持室内空气新鲜的方法	
	3	1	2		衣着卫生	
65	3	1	2	1	衣服的卫生要求	
66	3	1	2	2	尿布的卫生要求	
	3	2			基础护理	
	3	2	1		婴儿的一般护理	
67	3	2	1	1	婴儿哭声观察	
68	3	2	1	2	婴儿哭的护理	
69	3	2	1	3	婴儿睡眠观察	
70	3	2	1	4	婴儿睡眠护理	
71	3	2	1	5	婴儿大便观察	
72	3	2	1	6	婴儿大便护理	

职业（工种）名称				母婴护理	等级	专项职业能力
职业代码						
序号	鉴定点代码				鉴定点内容	备注
	章	节	目	点		
73	3	2	1	7	婴儿小便观察	
74	3	2	1	8	婴儿小便护理	
75	3	2	1	9	婴儿体温测量方法	
76	3	2	1	10	测量婴儿体温注意点	
77	3	2	1	11	口服给药方法	
78	3	2	1	12	给婴儿服药注意点	
79	3	2	1	13	眼给药方法	
80	3	2	1	14	眼给药注意点	
81	3	2	1	15	滴鼻药	
82	3	2	1	16	滴耳药	
83	3	2	1	17	为婴儿清洁口腔	
84	3	2	1	18	为婴儿洗脸	
85	3	2	1	19	为婴儿洗头	
86	3	2	1	20	为婴儿洗屁股	
87	3	2	1	21	为婴儿沐浴	
88	3	2	1	22	婴儿沐浴注意点	
89	3	2	1	23	清洁与消毒	
	3	2	2		特殊婴儿护理	
90	3	2	2	1	早产儿护理	
91	3	2	2	2	兔唇、腭裂婴儿护理	
92	3	2	2	3	发热婴儿一般护理	
93	3	2	2	4	高热婴儿护理	
94	3	2	2	5	腹泻婴儿护理	
95	3	2	2	6	先天性心脏病婴儿护理	

职业（工种）名称				母婴护理	等级	专项职业能力
职业代码						
序号	鉴定点代码				鉴定点内容	备注
	章	节	目	点		
	3	3			新生儿护理	
	3	3	1	，	新生儿特点	
96	3	3	1	1	新生儿特点	
	3	3	2		新生儿的表现及护理	
97	3	3	2	1	新生儿呕吐、打嗝	
98	3	3	2	2	乳房肿大	
99	3	3	2	3	阴道出血	
100	3	3	2	4	螳螂嘴、板牙	
101	3	3	2	5	婴儿边吃边哭	
	3	4			意外事故	
	3	4	1		预防意外事故的重要性	
102	3	4	1	1	预防意外事故的重要性	
	3	4	2		跌伤	
103	3	4	2	1	跌伤的原因	
104	3	4	2	2	跌伤的预防	
	3	4	3		烫伤	
105	3	4	3	1	烫伤的原因	
106	3	4	3	2	烫伤的预防和处理	
	3	4	4		窒息	
107	3	4	4	1	窒息的原因	
108	3	4	4	2	窒息的预防	
109	3	4	4	3	窒息的临床表现	
	3	4	5		宠物咬伤	
110	3	4	5	1	伤口处理	

续表

序号	鉴定点代码				鉴定点内容	备注
职业（工种）名称					母婴护理	等级 专项职业能力

序号	章	节	目	点	鉴定点内容	备注
	4				婴儿常见疾病预防和护理	
	4	1			新生儿疾病	
	4	1	1		新生儿黄疸	
111	4	1	1	1	新生儿黄疸的临床表现	
112	4	1	1	2	新生儿黄疸的护理	
	4	1	2		红臀	
113	4	1	2	1	红臀的病因及临床表现	
114	4	1	2	2	红臀的预防和护理	
	4	1	3		脐炎	
115	4	1	3	1	脐炎的病因及临床表现	
116	4	1	3	2	脐炎的预防和护理	
	4	1	4		鹅口疮	
117	4	1	4	1	鹅口疮的病因及临床表现	
118	4	1	4	2	鹅口疮的预防和护理	
	4	1	5		先天性髋关节脱位	
119	4	1	5	1	先天性髋关节脱位的病因及临床表现	
120	4	1	5	2	先天性髋关节脱位的护理	
	4	1	6		脐疝	
121	4	1	6	1	脐疝的预防和护理	
	4	1	7		硬肿症	
122	4	1	7	1	硬肿症的预防和护理	
	4	2			常见呼吸道疾病	
	4	2	1		上呼吸道感染	
123	4	2	1	1	上呼吸道感染的病因	

续表

	职业（工种）名称				母婴护理	等级	专项职业能力
	职业代码						
序号	鉴定点代码				鉴定点内容		备注
	章	节	目	点			
124	4	2	1	2	上呼吸道感染的预防和护理		
	4	2	2		支气管炎		
125	4	2	2	1	支气管炎的预防和护理		
	4	2	3		肺炎		
126	4	2	3	1	肺炎的临床表现		
127	4	2	3	2	肺炎患儿的护理		
	4	3			常见消化道疾病		
	4	3	1		腹泻		
128	4	3	1	1	腹泻的病因		
129	4	3	1	2	腹泻的预防和护理		
	4	3	2		便秘		
130	4	3	2	1	便秘的预防和护理		
	4	3	3		肠套叠		
131	4	3	3	1	肠套叠的预防和护理		
	4	4			常见营养性疾病		
	4	4	1		小儿佝偻病		
132	4	4	1	1	小儿佝偻病的病因		
133	4	4	1	2	小儿佝偻病的临床表现		
134	4	4	1	3	小儿佝偻病的预防和护理		
	4	4	2		缺铁性贫血		
135	4	4	2	1	缺铁性贫血的病因		
136	4	4	2	2	缺铁性贫血的临床表现		
137	4	4	2	3	缺铁性贫血的预防和护理		
	4	4	3		营养不良		

续表

职业（工种）名称					母婴护理	等级	专项职业能力
职业代码							
序号	鉴定点代码				鉴定点内容		备注
	章	节	目	点			
138	4	4	3	1	营养不良的病因		
139	4	4	3	2	营养不良的预防和护理		
	4	4	4		肥胖		
140	4	4	4	1	肥胖的预防		
141	4	4	4	2	肥胖的护理		
	4	5			常见五官皮肤科疾病		
	4	5	1		中耳炎		
142	4	5	1	1	中耳炎的病因		
143	4	5	1	2	中耳炎的临床表现		
144	4	5	1	3	中耳炎的预防和护理		
	4	5	2		湿疹		
145	4	5	2	1	湿疹的预防和护理		
	4	6			免疫		
	4	6	1		预防接种的护理		
146	4	6	1	1	预防接种前的护理		
147	4	6	1	2	预防接种后的护理		
148	4	6	1	3	预防接种的注意事项		
	5				小儿营养与喂养		
	5	1			营养基础知识		
	5	1	1		蛋白质		
149	5	1	1	1	蛋白质的作用		
150	5	1	1	2	蛋白质的来源		
	5	1	2		脂肪		
151	5	1	2	1	脂肪的作用		

职业（工种）名称				母婴护理	等级	专项职业能力
职业代码						
序号	鉴定点代码			鉴定点内容		备注
	章	节	目	点		

序号	章	节	目	点	鉴定点内容	备注
152	5	1	2	2	脂肪的来源	
	5	1	3		碳水化合物	
153	5	1	3	1	碳水化合物的作用	
154	5	1	3	2	碳水化合物的来源	
	5	1	4		维生素	
155	5	1	4	1	维生素的作用	
156	5	1	4	2	维生素的来源	
	5	1	5		矿物质	
157	5	1	5	1	矿物质的作用	
158	5	1	5	2	矿物质的来源	
	5	1	6		膳食纤维	
159	5	1	6	1	膳食纤维的作用	
	5	1	7		水	
160	5	1	7	1	水的作用	
	5	2			婴儿喂养	
	5	2	1		人工喂养	
161	5	2	1	1	奶制品的选择	
162	5	2	1	2	奶的配制	
	5	2	2		母乳喂养	
163	5	2	2	1	母乳喂养的优点	
	5	2	3		断奶	
164	5	2	3	1	断奶的方法	
	5	3			婴儿补充食物	
	5	3	1		添加补充食物	

职业（工种）名称				母婴护理	等级	专项职业能力
职业代码						
序号	鉴定点代码				鉴定点内容	备注
	章	节	目	点		
165	5	3	1	1	添加补充食物的意义	
166	5	3	1	2	添加补充食物的原则	
167	5	3	1	3	添加补充食物的顺序	
	6				小儿生长发育与早期促进	
	6	1			小儿体格发育	
	6	1	1		小儿体格发育	
168	6	1	1	1	小儿体格生长的特点	
169	6	1	1	2	体格生长的个体差异	
170	6	1	1	3	体重增长	
171	6	1	1	4	身高增长	
172	6	1	1	5	头围	
173	6	1	1	6	胸围	
	6	2			小儿神经心理发育	
	6	2	1		感知觉的发育	
174	6	2	1	1	听觉的发育	
175	6	2	1	2	视觉的发育	
176	6	2	1	3	触觉的发育	
177	6	2	1	4	嗅觉、味觉的发育	
	6	2	2		运动的发育	
178	6	2	2	1	运动发育的规律	
179	6	2	2	2	运动发育的顺序	
	6	2	3		语言的发育	
180	6	2	3	1	语言发育的规律	
181	6	2	3	2	情感与社会行为的培养	

续表

序号	章	节	目	点	鉴定点内容	备注
职业（工种）名称		母婴护理			等级	专项职业能力
职业代码						

序号	章	节	目	点	鉴定点内容	备注
	6	3			小儿生长发育监测	
	6	3	1		生长发育监测	
182	6	3	1	1	影响小儿生长发育的因素	
183	6	3	1	2	生长发育监测的意义	
184	6	3	1	3	生长发育监测的方法	
185	6	3	1	4	生长发育监测的时间	
	6	4			婴儿早期促进	
	6	4	1		建立合理的生活制度	
186	6	4	1	1	建立合理生活制度的重要性	
187	6	4	1	2	建立合理生活制度的原则	
	6	4	2		培养良好的生活习惯	
188	6	4	2	1	培养良好饮食习惯的要求	
189	6	4	2	2	培养良好饮食习惯的内容	
190	6	4	2	3	培养良好睡眠习惯的要求	
191	6	4	2	4	培养良好睡眠习惯的内容	
	6	5			婴儿体格锻炼与游戏	
	6	5	1		婴儿体格锻炼	
192	6	5	1	1	体格锻炼的意义	
193	6	5	1	2	体格锻炼的注意点	
	6	5	2		婴儿常用体格锻炼方法	
194	6	5	2	1	婴儿抚触的意义	
195	6	5	2	2	婴儿抚触的注意点	
196	6	5	2	3	婴儿操的意义	
197	6	5	2	4	婴儿操的注意点	
198	6	5	2	5	户外活动的意义	
199	6	5	2	6	户外活动的注意点	
200	6	5	2	7	户外活动的方式	

第3部分

理论知识复习题

◆ 孕妇护理 ◆

一、判断题（将判断结果填入括号中。正确的填"√"，错误的填"×"）

1. 外生殖器包括耻骨联合至会阴及两股内侧之间的组织。（　　）

2. 阴道口位于尿道下方，为尿道的开口。（　　）

3. 女性骨盆分上、下两部分，分别称为假骨盆和真骨盆。（　　）

4. 乳晕为乳头周围的褐色皮肤。（　　）

5. 乳头是输乳管的集中点。（　　）

6. 青春期乳房发育增大，成为女性第二性征的重要标志。（　　）

7. 少女来月经不是其生殖功能成熟的标志。（　　）

8. 经血量在月经来潮第2～3天较多。（　　）

9. 经期注意外阴清洁，宜采用盆浴方式。（　　）

10. 受精后的受精卵植入子宫内膜的过程叫着床。（　　）

11. 胚胎完成主要器官的分化是在受精后12周。（　　）

12. 胎儿处在羊膜腔内，通过羊水得到各种营养物质。（　　）

13. 足月胎儿出生时男婴睾丸应降至阴囊。（　　）

14. 怀孕后的第一个症状就是月经停止。（　　）

15. 早孕时子宫增大可有小便次数增多的情况，属正常。（　　）

16. 对有早孕反应的孕妇，指导饮食调节不重要。 （ ）

17. 少吃粗纤维的食品能防止便秘的发生。 （ ）

18. 健康妇女在怀孕早期仍可照常工作。 （ ）

19. 正常孕妇每天只要 6 h 睡眠即可。 （ ）

20. 做孕期体操时要赤脚，穿紧身衣，伴放一些轻松音乐。 （ ）

21. 孕早期妇女用药应在医生指导下使用。 （ ）

22. 孕妇生病时，医生开的药都不能吃，以免伤及胎儿。 （ ）

23. 孕妇由于体内激素变化，使肠蠕动减慢，可能发生便秘。 （ ）

24. 服用维生素 C 有利于铁的吸收。 （ ）

25. 孕妇衣服应宽松舒适、式样简单。 （ ）

26. 主张孕妇穿高跟鞋。 （ ）

27. 大部分孕妇正常胎位为头位，少数为臀位。 （ ）

28. 妊娠晚期突然有无痛性阴道流血是正常的。 （ ）

29. 胃部不适的孕妇，不宜吃得过饱，要少食多餐。 （ ）

30. 孕末两个月，尤其是末 1～2 周是禁止性生活的。 （ ）

31. 孕末期刺激孕妇乳房可以激发宫缩，可能导致早产。 （ ）

32. 孕妇在妊娠期的人际关系是影响妊娠时心理状态的重要因素。 （ ）

33. 家人不必在意孕妇妊娠期情绪变化。 （ ）

34. 孕妇膳食应注意营养全面，保证优质蛋白质、适当热量、无机盐、微量元素和维生素供给。 （ ）

35. 主食中应搭配一些杂粮。 （ ）

36. 自我监护的方法主要是在家中数胎动。 （ ）

37. 自我监护数胎动最好每天早、中、晚各一次，一次数 1 h。 （ ）

38. 妊娠期运动有利于顺产。 （ ）

39. 妊娠期运动有利于胎儿发育。 （ ）

40. 运动前应向医生咨询。 （ ）

41. 脚部运动不必特意安排时间，随时可做。 （ ）

42. 运动中如感到不适，应坚持把运动做完。 （　　）

43. 孕晚期的运动量应该比孕中期的要大些。 （　　）

二、单项选择题（选择一个正确的答案，将相应的字母填入题内的括号中）

1. 外阴是由（　　）组成。

    A. 大阴唇、小阴唇   B. 阴阜、阴唇

    C. 阴阜、阴唇、阴蒂   D. 阴阜、大小阴唇、阴蒂及阴道前庭

2. 骨盆是一个环形骨环，由关节、韧带或软骨相连，由骶骨等共（　　）块骨头组成。

    A. 2   B. 3   C. 4   D. 5

3. 骨盆的入口平面是（　　）。

    A. 真、假骨盆交界平面   B. 假骨盆的入口平面

    C. 大骨盆的入口平面   D. 以上均不是

4. 以乳头为中心呈放射状排列的乳房腺体有（　　）个腺叶组成。

    A. 10～15   B. 15～20   C. 20～25   D. 25～30

5. 乳汁分泌的调节与（　　）因素有关。

    A. 小儿吸吮多   B. 小儿吸吮早   C. 睡眠休息好   D. 以上都正确

6. 乳汁分泌不足与（　　）无关。

    A. 产后出血多   B. 心理状况不好   C. 睡眠不好   D. 小儿吸吮太多

7. 月经周期一般为（　　）。

    A. 40 天左右   B. 28～30 天   C. 7 天左右   D. 以上都不正确

8. 关于月经初潮方面的知识错误的是（　　）。

    A. 女性月经第一次来潮   B. 月经期的第一天为月经初潮

    C. 月经初潮与体质、营养有关   D. 月经初潮年龄大小与遗传有关

9. 经期保洁要点为（　　）。

    A. 卫生巾要消过毒、柔软、吸水性好的，经量多时要勤换卫生巾

    B. 经期要用淋浴，不要用盆浴

    C. 每天清洗外阴 2 次，用清水洗

    D. 以上都正确

10. 妊娠全过程（   ）。

    A. 分早期、中期和晚期   B. 分早期和晚期

    C. 分中期和晚期   D. 不分期

11. 主要器官完成分化是妊娠第（   ）周。

    A. 6   B. 8   C. 10   D. 12

12. 从妊娠第（   ）周起称胎儿期，此期间各器官进一步发育成熟。

    A. 6   B. 9   C. 12   D. 14

13. 28 周早产的胎儿体重约为（   ）g。

    A. 700   B. 1 000   C. 1 500   D. 2 500

14. B 超可见胎儿心搏是在妊娠第（   ）周末。

    A. 8   B. 9   C. 10   D. 12

15. 关于早孕反应，正确的是（   ）。

    A. 孕 6 周左右出现，孕 12 周左右消失   B. 半数妇女有早孕反应

    C. 晨起时恶心呕吐，症状明显   D. 以上各项均是

16. 预产期的推测方法是从（   ）起，月份减 3 或加 9，日期加 7。

    A. 末次月经第一天   B. 末次月经最后一天

    C. 同房那一天   D. 以上都不对

17. 关于孕妇腰背痛，以下错误的是（   ）。

    A. 孕妇由于子宫前凸，重心后移，易出现腰背酸痛

    B. 孕妇由于关节韧带变紧，易出现腰背酸痛

    C. 这种腰背痛常轻微，无须治疗

    D. 卧床休息或局部热敷可以缓解腰背痛

18. 关于孕妇的口腔保健，以下错误的是（   ）。

    A. 每次进食后清洁牙齿   B. 牙龈易出血并无疼痛感

    C. 牙龈不易出血但常感疼痛   D. 牙龈出血孕早期即可发生

19. 孕妇的居住环境应做到（   ）。

    A. 每天开窗通风，保持空气清洁   B. 家具、地板湿性清洁

C. 常换被褥 D. 以上各项均是

20. 对胎儿安全的药物是（　　），孕期可以使用。

　　A. 链霉素 　　　B. 青霉素 　　　C. 降血糖药 　　　D. 抗癌药

21. 初产妇怀孕（　　）周后感觉胎动。

　　A. 12 　　　B. 14 　　　C. 18 　　　D. 20

22. 关于孕妇便秘，以下说法错误的是（　　）。

　　A. 孕妇由于体内激素变化，肠蠕动减弱，易发生便秘

　　B. 便秘严重时可以服用泻药

　　C. 适当运动、规律生活、定时排便可以防止便秘发生

　　D. 多饮水、多吃含纤维素的食品，可以有效防止便秘

23. 下肢水肿时，左侧卧位时患肢应垫高（　　）为宜。

　　A. 5° 　　　B. 10° 　　　C. 15° 　　　D. 30°

24. 关于孕中期出现腹痛症状，以下说法错误的是（　　）。

　　A. 摔跤或有外力撞击后发生腹痛，要考虑胎盘早剥的可能

　　B. 有腹痛但不出现阴道流血时，可以不去医院

　　C. 有腹痛又有阴道流血时应去医院急诊

　　D. 腹痛剧烈，如不及时抢救，可危及母子两条生命

25. 妊娠（　　）个月末时可用听诊器听到胎心。

　　A. 4 　　　B. 5 　　　C. 6 　　　D. 7

26. 待妊娠（　　）个月时，胎头进入骨盆，胃部不适会消失而感到轻松。

　　A. 8 　　　B. 9 　　　C. 10 　　　D. 5

27. 出生的新生儿体重不到（　　）g 称为低体重儿。

　　A. 2 000 　　　B. 3 000 　　　C. 2 500 　　　D. 3 500

28. 早产指妊娠（　　）周以前终止妊娠。

　　A. 28～37 　　　B. 28～38 　　　C. 28～30 　　　D. 小于 40

29. 关于临产先兆之一的腹痛，以下说法错误的是（　　）。

　　A. 发生于孕晚期的有规律的阵发性腹痛，是临产先兆之一

B. 腹痛常伴随宫口的扩张

C. 这种腹痛较轻，无规律且偶尔发生

D. 发生时应到医院急诊

30. 晚期妊娠的运动方式为（　　）。

A. 孕妇健身操　　　B. 散步　　　　　　C. 分娩减痛练习　　D. 以上都正确

31. 孕晚期对于孕妇的睡眠以下正确的是（　　）。

A. 左侧卧位，每天保证 6～8 h 睡眠

B. 左侧卧位，每天保证 8～9 h 睡眠，最好午睡 1 h

C. 右侧卧位，每天保证 6～8 h 睡眠

D. 右侧卧位，每天保证 8～9 h 睡眠，最好午睡 1 h

32. 关于孕晚期孕妇左侧卧位，以下正确的是（　　）。

A. 怀孕后子宫向右侧旋转，子宫血管也会不同程度右旋

B. 左侧卧位可纠正右旋位子宫，使子宫血流畅通

C. 左侧卧位增加胎盘血流，有利于胎儿生长发育

D. 以上都正确

33. 孕期保持良好的心态，与以下（　　）因素有关。

A. 孕前学习、了解有关妊娠、分娩的知识，做好怀孕的心理准备

B. 平时注意处理好人际关系

C. 家人及丈夫要予以关怀、爱护、体贴

D. 以上都正确

34. 孕晚期尤其是最后（　　），脂肪、碳水化合物不可摄入过多，以免胎儿过大，分娩困难。

A. 1 个月　　　　　B. 2 周　　　　　　C. 3 周　　　　　　D. 2 个月

35. 关于孕期家庭的自我监护以下说法错误的是（　　）。

A. 有产前检查的孕妇，可以不做孕期家庭自我监护

B. 孕期自我家庭监护是一种简单、可行、有效的方法

C. 孕妇自测胎动从 30～32 周开始

D. 家庭自我监护主要是数胎动

36. 关于妊娠期运动以下不正确的是（　　　）。

　　A. 可促进新陈代谢　　　　　　　　B. 可缓解孕妇腰部不适

　　C. 可调节孕妇情绪　　　　　　　　D. 运动项目为骑车、溜冰

37. 关于孕妇旅游活动，应注意的是（　　　）。

　　A. 旅游地区气温适中　　　　　　　B. 以火车为好

　　C. 旅游前向医生咨询　　　　　　　D. 以上都不正确

38. 孕妇进行运动前应向医生咨询，有（　　　）情况时不应运动。

　　A. 流产、早产史　　　　　　　　　B. 妊娠并发症

　　C. 多胎妊娠　　　　　　　　　　　D. 以上各项都是

39. 孕妇的健身操包括（　　　）。

　　A. 盘腿坐运动　　　　　　　　　　B. 抬臀及弓背运动

　　C. 摆腿运动　　　　　　　　　　　D. 以上都不正确

40. 孕晚期的散步活动（　　　）是不宜、不安全的。

　　A. 下雨以后做　　B. 下雪以后做　　C. 马路上做　　　D. 以上都不正确

41. 关于分娩减痛法练习错误的是（　　　）。

　　A. 从孕 28 周起开始练习　　　　　B. 每周 4～5 次

　　C. 有呼吸法练习及按摩法练习　　　D. 按摩法须他人帮忙

产妇护理

一、判断题（将判断结果填入括号中。正确的填"√"，错误的填"×"）

1. 孕周越大越好，超过 42 周也不用去医院。　　　　　　　　　　　　（　　　）

2. 孕晚期子宫较敏感，孕妇出现一阵阵鼓胀是正常的。　　　　　　　（　　　）

3. 临产前应将产前、产后、出院时使用的物品分别包装好再入院。　　（　　　）

4. 正式临产时的宫缩是规则的，同时伴有宫口扩张。　　　　　　　　（　　　）

5. 有阴道流水或出血多时，应随时入院。　　　　　　　　　　　　　（　　　）

6. 阴道出血如超过月经量时可能比较危险，应立即入院。 （   ）

7. 第一产程所需时间是 3 个产程中最短的。 （   ）

8. 产道、产力、胎儿是决定分娩的 3 个关键因素。 （   ）

9. 学会区分真假宫缩，对确定入院时间很重要。 （   ）

10. 第二产程指宫口开全到胎盘娩出为止。 （   ）

11. 第二产程时产妇会感觉疼痛减轻，有时有排便感。 （   ）

12. 第二产程中屏气的正确方法是，先吸一口气，闭上嘴向下用力。 （   ）

13. 第二产程如见胎头 4 cm，就要与助产士联系马上接生。 （   ）

14. 第三产程是指胎儿娩出到胎盘娩出的一段时间。 （   ）

15. 所谓胎盘滞留是指胎儿娩出后超过 40 min 胎盘未能娩出。 （   ）

16. 产妇在产后脉搏可加快。 （   ）

17. 产后血压平稳，如有血压下降应警惕产后出血。 （   ）

18. 产褥期是指身体除乳房以外的各个系统恢复正常的一段时间。 （   ）

19. 一般产后 5~6 周子宫可恢复未孕时的大小。 （   ）

20. 产后 24 h 内，应卧床休息，以消除疲劳。 （   ）

21. 产后 8 h 未排尿者，可以用引尿的方法排尿。 （   ）

22. 产后出现精神呆滞、疑虑烦躁、生活懒散者应考虑患产褥期抑郁症。 （   ）

23. 自我心理按摩法可以有效预防产褥期抑郁症。 （   ）

24. 产后出汗是排除孕期体内积蓄的水分，白天比夜间明显。 （   ）

25. 产后 6~8 h 不能自行排尿的情况称为尿潴留。 （   ）

26. 产后卧床久、活动少及会阴部伤口痛，常发生便秘。 （   ）

27. 预防便秘，产妇应适当吃一些高蛋白的食物。 （   ）

28. 产后 2~3 天，产妇可因乳房胀而发热，但吸空乳汁后，体温即可下降。 （   ）

29. 产褥热是由于病原体经生殖道感染引起的发热，体温常超过 38℃。 （   ）

30. 剖宫产手术有其适应证，如头盆不称、胎位异常等。 （   ）

31. 剖宫产是解决难产和重症高危妊娠、高危胎儿时的一种快捷有效的分娩方式。

（   ）

32. 做选择性剖宫产时，如有发热 38℃ 以上，仍可以手术。　　　　　　　　（　　）

33. 手术前一天应该洗头、洗澡，注意防止感冒。　　　　　　　　　　　　　（　　）

34. 剖宫产后 24～48 h 肛门排气后可食半流质饮食 1～2 天。　　　　　　　　（　　）

35. 产妇应在剖宫产术后 2～3 天内排出大便。　　　　　　　　　　　　　　（　　）

36. 乳类及水果是含蛋白质较多的食物。　　　　　　　　　　　　　　　　　（　　）

37. 土豆及水果是含糖类较多的食物。　　　　　　　　　　　　　　　　　　（　　）

38. 孕早期的食品选择以清淡少油腻为主，尽量照顾个人的习惯和嗜好。　　　（　　）

39. 有孕吐的妇女，应多食少餐。　　　　　　　　　　　　　　　　　　　　（　　）

40. 胎儿骨骼钙化时需补钙，但不需补充维生素 D。　　　　　　　　　　　　（　　）

41. 孕妇孕中期食欲好转，有时需对甜品、水果适当节制。　　　　　　　　　（　　）

42. 孕妇孕晚期对营养素的需要有较大幅度增加。　　　　　　　　　　　　　（　　）

43. 产后 1～2 天，产妇食欲差时，应以高蛋白饮食为主。　　　　　　　　　（　　）

44. 母乳喂养促进子宫复旧，减少子宫出血。　　　　　　　　　　　　　　　（　　）

45. 小儿吸得越勤，乳汁分泌越少。　　　　　　　　　　　　　　　　　　　（　　）

46. 胎儿娩出后最好能在半小时内与母亲接触，早吸吮有利于泌乳。　　　　　（　　）

47. 哺乳前柔和地按摩乳房，有利于刺激排乳反射。　　　　　　　　　　　　（　　）

48. 乳母感冒时，应戴口罩哺乳。　　　　　　　　　　　　　　　　　　　　（　　）

49. 保持乳头清洁，可以用皂液清洁乳头。　　　　　　　　　　　　　　　　（　　）

50. 乳房胀痛是由于乳汁分泌增加、小儿吸吮少而引起，常发生于产后 2～3 天。（　　）

51. 孩子不缺奶的标志之一是发育良好、快乐健康。　　　　　　　　　　　　（　　）

52. 婴儿饥饿时，应先吸吮平坦的乳头。　　　　　　　　　　　　　　　　　（　　）

53. 早期乳腺炎会减少乳汁分泌，应采用局部热敷。　　　　　　　　　　　　（　　）

54. 防乳腺炎的方式之一是乳汁在小儿不能吸尽时，挤出或用吸奶器吸出。　　（　　）

55. 乳母使用对小儿有不良影响或影响不明确的药物时，应停止哺乳。　　　　（　　）

56. 哺乳期乳母可服避孕药避孕。　　　　　　　　　　　　　　　　　　　　（　　）

57. 产妇休养时，夏季要防中暑，冬季要注意保暖。　　　　　　　　　　　　（　　）

58. 产妇每日应用温水擦浴，勤换内衣裤。　　　　　　　　　　　　　　　　（　　）

59. 产后做体操有利于恢复，保持健美体形。 （　　）

二、单项选择题（选择一个正确的答案，将相应的字母填入题内的括号中）

1. 在预防早产的措施中应做到（　　）。

    A. 戒烟酒　　　　　B. 节制性生活　　　C. 避免过度劳累　　　D. 以上都正确

2. 对准备小儿衣服以下不宜的是（　　）。

    A. 浅色　　　　　　　　　　　　　　　B. 棉纺织品

    C. 吸水性好、易干燥布料　　　　　　D. 带纽扣

3. 孕妇入院前所准备的衣物，应符合（　　）。

    A. 内衣以前面开口为好　　　　　　　B. 带 2～3 件乳罩，以便更换

    C. 前开襟睡袍一件　　　　　　　　　D. 以上都正确

4. 决定分娩的因素是（　　）。

    A. 产力、产道、胎儿及医生　　　　　B. 产力、产道及家人的关怀

    C. 产力、产道、胎儿及精神心理　　　D. 产力、胎儿大小

5. 分娩全过程分为（　　）个产程。

    A. 2　　　　　　　　B. 3　　　　　　　　C. 4　　　　　　　　D. 5

6. 当孕妇有胎位不正时，发现阴道流水应做到（　　）后立即送医院。

    A. 立即停止走动　　　　　　　　　　B. 平卧

    C. 使用消毒卫生巾于会阴部　　　　　D. 以上各项均是

7. 第一产程初产妇约（　　）h。

    A. 12～16　　　　　　B. 12　　　　　　　C. 16　　　　　　　D. 15

8. 第一产程产妇阵痛不强，应（　　）。

    A. 绝对卧床休息　　　B. 多活动　　　　　C. 平卧床上　　　　　D. 不要活动

9. 第一产程时，不宜食用（　　）。

    A. 巧克力、人参　　　B. 麦乳精　　　　　C. 面条、粥　　　　　D. 蛋糕、面包

10. 第二产程胎儿的娩出过程是（　　）。

    A. 胎头拔露着冠、仰伸、外旋转娩出

    B. 胎头着冠拔露、外旋转、仰伸、娩出

C. 胎头拔露着冠、外旋转、仰伸

D. 胎头拔露、外旋转着冠、仰伸、娩出

11. 第二产程护理员应该协助接生者做到（　　　）。

  A. 指导屏气   B. 饮食指导   C. 早期哺乳   D. 以上都是

12. 第三产程如超过（　　　）min 胎盘未娩出，应予以处理。

  A. 15   B. 30   C. 45   D. 60

13. 第三产程产妇肛门坠胀可能是（　　　）。

  A. 子宫收缩不良   B. 阴道撕裂

  C. 阴道血肿   D. 膀胱充盈

14. 医护人员在第三产程时要做到（　　　）。

  A. 测血压、脉搏   B. 观察子宫收缩

  C. 注意膀胱充盈   D. 以上都正确

15. 陪护人员对于产妇应该做到（　　　）。

  A. 热情关怀   B. 注意产妇心理状态

  C. 安慰鼓励   D. 以上都正确

16. 体温在产后 24 h 内多在正常范围，可略升高，但不应超过（　　　）℃。

  A. 37.5   B. 38   C. 38.5   D. 39

17. 关于患有心脏病的产妇在产后说法错误的是（　　　）。

  A. 子宫收缩，回心血量增加

  B. 孕期组织液吸收，血容量增加

  C. 最初 3 天，特别是 24 h 内极易发生心力衰竭

  D. 24 h 内极易发生产后出血

18. 引导产妇排尿的方法错误的是（　　　）。

  A. 热敷下腹部   B. 冷敷下腹部

  C. 用温开水洗外阴   D. 让产妇听流水声

19. 对于"自我心理按摩法"以下错误的是（　　　）。

  A. 临产前收集健康育儿资料

B. 与丈夫上街买漂亮内衣

C. 遇到难题自己冥思苦想，不向专家咨询

D. 让产妇重新做一次小儿，生活节奏与宝宝一致

20. 关于尿潴留，以下错误的是（　　　）。

A. 腹部可扪到胀大的膀胱

B. 产妇有尿感

C. 尿潴留会影响子宫正常收缩

D. 鼓励产妇尽早（产后 4 h）自行排尿，可预防尿潴留

21. 关于痔疮的防治，以下正确的是（　　　）。

A. 多服纤维类食物，促进肠蠕动

B. 养成每天定时排大便习惯，产后尽早下床活动

C. 便秘时不要强行排便，而应用润滑药物治疗

D. 以上都正确

22. 预防产褥感染，以下措施错误的是（　　　）。

A. 临产前 2 个月避免盆浴和性生活　　　B. 产时严格无菌操作

C. 产后会阴保持清洁　　　　　　　　　D. 居室门窗紧闭

23. 关于剖宫产的适应证，以下错误的是（　　　）。

A. 头盆不称　　　B. 胎位异常　　　C. 产妇怕痛　　　D. 产力异常

24. 剖宫产手术的当日早上应该做（　　　）。

A. 禁食　　　　　　　　　　　　　B. 测体温、脉搏及血压，听胎心

C. 取下活动义齿及饰物　　　　　　D. 以上都正确

25. 无特殊情况时，剖宫产术后（　　　）h 内可拔出导尿管。

A. 12　　　　　　B. 24　　　　　　C. 48　　　　　　D. 72

26. 含脂肪类较多的食物是（　　　）。

A. 肥肉、奶　　　B. 土豆、水果　　　C. 米、面　　　D. 鱼类

27. 早孕期应避免饮用的饮料是（　　　）。

A. 酒　　　　　　B. 浓茶　　　　　　C. 咖啡　　　　　　D. 以上均是

28. 妊娠期如有生理性贫血应补充（　　）元素。

　　A. 钙　　　　　　　B. 铁　　　　　　　C. 锌　　　　　　　D. 叶酸

29. 建议孕晚期的蔬菜每日摄入量是（　　）g。

　　A. 100　　　　　　B. 250　　　　　　C. 500　　　　　　D. 750

30. 妊娠晚期如有水肿，饮食中应注意（　　）。

　　A. 限制水分摄入　　　　　　　　　B. 限制盐分摄入

　　C. 限制蛋白质摄入　　　　　　　　D. 增加盐分摄入

31. 产后因胃肠蠕动减慢等因素，产妇在开始的几天里不喜欢吃（　　）含量高的食物。

　　A. 蛋白质　　　　　B. 脂肪　　　　　C. 维生素　　　　　D. 矿物质

32. 产褥期膳食选择的原则应遵循（　　）。

　　A. 粗细搭配　　　　　　　　　　　B. 尽量清淡

　　C. 少食多餐、干稀搭配　　　　　　D. 以上都正确

33. 对于母乳喂养的好处，不正确的是（　　）。

　　A. 提高小儿免疫力　　　　　　　　B. 对乳齿发育有保护作用

　　C. 减少小儿坏死性结肠炎的危险　　D. 促使母亲早日恢复月经

34. 初乳是分娩后（　　）天内的乳汁。

　　A. 3　　　　　　　B. 5　　　　　　　C. 7　　　　　　　D. 30

35. 关于哺乳，以下不正确的是（　　）。

　　A. 哺乳时将乳头触及小儿口唇，触发觅食反射

　　B. 小儿的口要把乳晕吸入口内

　　C. 小儿的口只要把乳头吸入口内

　　D. 可采用卧式哺乳，包括仰卧姿势

36. 预防乳腺炎与（　　）无关。

　　A. 哺乳前清洁双手　　　　　　　　B. 哺乳前清洁乳头

　　C. 按时哺乳　　　　　　　　　　　D. 哺乳后吸尽剩余乳汁

37. 过度地在乳头上使用（　　）之类的刺激物易致乳头皲裂。

A. 肥皂　　　　　B. 鱼肝油　　　　C. 10％铋油　　　　D. 抗菌软膏

38. 哺乳时应注意穿（　　）内衣和胸罩。

A. 棉制　　　　　B. 化纤　　　　C. 羊绒　　　　　D. 紧身

39. 防止乳腺炎的发生，应做到（　　）。

A. 良好的哺乳习惯　　　　　　B. 哺乳前清洁双手

C. 按需哺乳　　　　　　　　　D. 以上都正确

40. 在哺乳期禁止使用的药物中，（　　）是错误的。

A. 抗癌药　　　　B. 溴化物　　　　C. 青霉素　　　　D. 抗甲状腺药

41. 产妇产后休养居室应做到（　　）。

A. 清洁安静　　　　　　　　　B. 室内空气流通

C. 阳光充足，室温25℃左右　　D. 以上都正确

42. 关于产后运动，以下错误的是（　　）。

A. 产后体操简单易行，可在家中进行

B. 吃饭以后马上做操

C. 做操前要排尿排便

D. 正常产妇分娩后24 h即可开始产后体操

43. 产后运动的项目包括（　　）。

A. 呼吸运动　　　　　　　　　B. 举腿及仰卧运动

C. 挺腹及缩肛运动　　　　　　D. 以上都正确

婴儿护理

一、判断题（将判断结果填入括号中。正确的填"√"，错误的填"×"）

1. 夏季新生儿睡眠时应喷"雷达"等灭蚊剂，让婴儿安静入睡。　　　　（　　）

2. 为避免新生儿眼睛受光的刺激，婴儿房间不能朝阳。　　　　　　　（　　）

3. 婴儿的房间要经常开窗通风，保持空气新鲜。　　　　　　　　　　（　　）

4. 经常用消毒剂喷雾是保持室内空气新鲜的最好方法。　　　　　　　（　　）

5. 冬季新生儿保暖应打"蜡烛包"。　　　　　　　　　　　　　　　（　　）

6. 包裹尿布时，不要将尿布盖住小儿脐部。　　　　　　　　　　　（　　）

7. 母婴护理人员必须熟悉所带婴儿哭声的特点，及时辨别给予处理。（　　）

8. 婴儿的哭声低而无力是病重的表现。　　　　　　　　　　　　　（　　）

9. 不能让婴儿哭，以免哭坏身体。　　　　　　　　　　　　　　　（　　）

10. 对于哭闹厉害的婴儿，护理员可以适当喂些镇静药。　　　　　（　　）

11. 婴儿睡眠时不必多照顾，护理员应抓紧时间做家务。　　　　　（　　）

12. 婴儿睡眠不安、惊哭可能是患病了。　　　　　　　　　　　　（　　）

13. 婴儿睡眠中哭闹要仔细查找原因。　　　　　　　　　　　　　（　　）

14. 最好让婴儿与母亲同睡，这样宝宝睡得香。　　　　　　　　　（　　）

15. 初生婴儿一般 24 h 内排胎粪，如 48 h 后仍无胎粪排出，要请医生检查。（　　）

16. 母乳喂养婴儿的正常大便有时也可以见奶块。　　　　　　　　（　　）

17. 当婴儿大便不正常时，应采集性质异常部分送检。　　　　　　（　　）

18. 每次婴儿便后，护理员要仔细观察大便的情况。　　　　　　　（　　）

19. 有时在新生儿尿布上见到橘红色斑迹，可能是血尿。　　　　　（　　）

20. 婴儿排尿次数增多，排尿时哭闹不安，有发热且食欲不振，要考虑尿路感染。（　　）

21. 一次性纸尿片吸水性强，不必勤换尿布。　　　　　　　　　　（　　）

22. 婴儿腋下测量体温最安全，也是测得正确体温结果的最正确的方法。（　　）

23. 婴儿正常直肠温度是 36～37℃。　　　　　　　　　　　　　　（　　）

24. 如测得体温与小儿情况不符，要重测。　　　　　　　　　　　（　　）

25. 夏天测体温，应该缩短测量时间。　　　　　　　　　　　　　（　　）

26. 应严格按医嘱给婴儿服药。　　　　　　　　　　　　　　　　（　　）

27. 给婴儿服药水时，应该先将药水摇匀后才能取药。　　　　　　（　　）

28. 治疗效果好的药，多余的可放入冰箱存放。再次生病时可继续用。（　　）

29. 小儿用眼药时易哭，会影响药效。因此应尽量多滴眼药量。　　（　　）

30. 眼药膏涂入眼后即可，不能揉，以免损伤眼角膜。　　　　　　（　　）

31. 给婴儿滴鼻药，应先清洁鼻腔。　　　　　　　　　　　　　　（　　）

32. 给婴儿滴鼻药，滴管可以贴紧鼻孔，以免药液外漏。 （　）

33. 滴耳药后应让婴儿保持原体位 5～10 min。 （　）

34. 如耳道有分泌物，应先清洁耳道再滴耳药。 （　）

35. 婴儿有一颗牙萌出就应刷牙。 （　）

36. 婴儿进食后，喂几口白开水可以清洁口腔。 （　）

37. 用乳汁为婴儿涂脸，可以使皮肤更白嫩。 （　）

38. 给婴儿洗头特别要防水入耳内。 （　）

39. 天冷不要给婴儿洗头，以免着凉。 （　）

40. 为婴儿洗屁股，特别要注意洗净褶皱处。 （　）

41. 为婴儿洗屁股应从前往后洗。 （　）

42. 体重低于 2 kg 的新生儿洗澡时水温应高些，可以避免受凉。 （　）

43. 婴儿脐带未脱时，必须注意保护脐部不受潮。 （　）

44. 奶瓶在使用前，用开水烫过，就能给婴儿用。 （　）

45. 在家庭中，婴儿物品的消毒最好用化学消毒法。 （　）

46. 早产儿体温中枢发育不全，体温调节功能差，保暖尤为重要。 （　）

47. 早产儿免疫力低，极易发生感染。 （　）

48. 腭裂婴儿吮奶会有困难。 （　）

49. 腭裂婴儿喂哺的食物不能太稀。 （　）

50. 婴儿发热应立即给服退热药。 （　）

51. 发热小孩出汗要及时擦干，以防着凉。 （　）

52. 婴儿高热时，可为婴儿额部放置冰袋降温。 （　）

53. 当婴儿进行物理降温时，出现寒战、面色苍白应立即停止。 （　）

54. 腹泻婴儿要勤换尿布、勤洗屁股。 （　）

55. 腹泻婴儿要补充口服补液盐。 （　）

56. 先天性心脏病患儿喂哺时，要注意避免婴儿吮奶疲劳。 （　）

57. 先天性心脏病患儿应去心脏专科随访，并按时去儿童保健门诊体检。 （　）

58. 新生儿出生后头几天，因摄入少，每天排尿次数也少。 （　）

59. 新生儿皮肤免疫力差，很容易擦伤而致细菌感染。（　　）

60. 新生儿呕吐呈喷射状，要去医院检查。（　　）

61. 新生儿打嗝时，可让婴儿在冷风口刺激一下。（　　）

62. 新生儿出生后 3～5 天内出现乳房肿大是早发育的表现。（　　）

63. 新生儿乳房肿大是母体雌激素影响的关系。（　　）

64. 新生女婴出生后 5～7 天阴道出血是疾病引起的。（　　）

65. 新生儿阴道出血是由于胎内受母体雌激素影响所致，属正常现象。（　　）

66. "螳螂嘴"会影响婴儿的吸吮。（　　）

67. 母乳喂养的新生儿在喂哺过程中边吃边哭要考虑可能是喂哺姿势不正确，影响吸吮。（　　）

68. "鹅口疮"患儿吃奶时会哭闹。（　　）

69. 婴儿发生任何意外伤害，护理人员都有责任。（　　）

70. 婴儿受到任何意外伤害，护理员都必须如实告知家长。（　　）

71. 活动场地地面不平整，婴儿易发生跌伤。（　　）

72. 地面打蜡或有水，婴儿易滑跌。（　　）

73. 会爬的小儿不能让他单独爬椅子、桌子。（　　）

74. 孩子坐学步车或坐车时，一定要有人看护。（　　）

75. 热粥没见热气冒出即可喂食婴儿。（　　）

76. 成人抱着婴儿进餐，易发生婴儿烫伤。（　　）

77. 人工喂养儿喂奶前，必须试温后再喂奶。（　　）

78. 小儿床边不能点蚊香。（　　）

79. 婴儿含着食物残渣睡眠，易发生窒息。（　　）

80. 为婴儿沐浴时，成人离开数秒钟没问题。（　　）

81. 婴儿喂食必须喂一口，咽一口，再喂一口，以免噎食窒息。（　　）

82. 婴儿进食时不能逗引，以防食物吸入气管。（　　）

83. 婴儿进餐时哭笑引起的窒息会呛咳、面色发紫。（　　）

84. 塑料袋盖在婴儿脸上时不会引起呛咳，但会引起窒息。（　　）

85. 婴儿被宠物咬伤后，首先应哄婴儿不哭，再做处理。　　　　　　　　（　　　）

86. 婴儿被宠物咬伤后，应立即包扎止血。　　　　　　　　　　　　　　（　　　）

二、单项选择题（选择一个正确的答案，将相应的字母填入题内的括号中）

1. 装修后的新居要充分通风，彻底干燥后才能让小儿入住，一般需（　　　）个月左右。

    A. 1　　　　　　　B. 1～2　　　　　　C. 3～4　　　　　　D. 3～6

2. 婴儿房保持空气新鲜，最好选择（　　　）。

    A. 装排风设备　　　B. 点卫生香　　　　C. 开窗通风　　　　D. 开中央空调

3. 婴儿内衣面料应选择（　　　）。

    A. 棉布　　　　　　B. 尼龙　　　　　　C. 纯毛　　　　　　D. 化纤针织物

4. 婴儿衣服应穿（　　　）。

    A. 套衫　　　　　　B. 前开襟　　　　　C. 后开襟　　　　　D. 花边领口

5. 婴儿尿布应选（　　　）。

    A. 白色　　　　　　B. 深色　　　　　　C. 花布　　　　　　D. 粉红色

6. 婴儿尿布洗净后可（　　　）。

    A. 炉火烘干　　　　B. 阴干　　　　　　C. 风口吹干　　　　D. 熨干

7. 婴儿突然大声哭吵，可能是（　　　）。

    A. 急腹痛　　　　　B. 饿了　　　　　　C. 尿湿了　　　　　D. 太热

8. 适当让婴儿哭可以（　　　）。

    A. 减轻护理员工作量　　　　　　　　　B. 增加婴儿肺活量

    C. 使婴儿声音嘶哑　　　　　　　　　　D. 让护理员有时间做好别的家务

9. 新生儿睡眠日夜颠倒是正常的，护理员应当（　　　）。

    A. 不予理睬　　　　　　　　　　　　　B. 顺其自然

    C. 帮他慢慢纠正　　　　　　　　　　　D. 在新生儿夜间哭时抱一抱

10. 婴儿睡眠中护理员应（　　　）。

    A. 多观察　　　　　　　　　　　　　　B. 勤换尿布

    C. 中间喂一次奶　　　　　　　　　　　D. 中间喂一次水

11. 牛奶喂养婴儿大便（　　　）。

　　A. 淡黄色较干　　　B. 蛋花汤样　　　　　C. 绿色便　　　　　D. 泡沫多

12. 婴儿排便困难、便秘，可以常为婴儿（　　）。

　　A. 顺时针腹部按摩　　　　　　　　　B. 多吃碳水化合物

　　C. 多吃脂肪　　　　　　　　　　　　D. 增加维生素

13. 婴儿正常的尿液呈（　　）。

　　A. 淡黄色、澄清、透明　　　　　　　B. 白色、澄清

　　C. 黄色透明　　　　　　　　　　　　D. 澄清透明

14. 婴儿夜间排尿多应（　　）。

　　A. 少给水喝　　　B. 不给水喝　　　C. 控制奶量　　　D. 以上都不正确

15. 训练婴儿坐盆月龄为（　　）。

　　A. 5 个月　　　　B. 6 个月　　　　C. 9 个月　　　　D. 1 岁

16. 测肛温时肛表插入肛门测量时间为（　　）min。

　　A. 2　　　　　　B. 5～10　　　　C. 3～5　　　　　D. 3

17. 测体温应将体温表水银甩至（　　）。

　　A. 37℃以下　　B. 36℃以下　　　C. 35℃以下　　　D. 36～37℃

18. 小儿服药不肯张嘴时，可（　　）。

　　A. 捏鼻灌　　　　　　　　　　　　　B. 将药放入奶中

　　C. 用食指和拇指夹两颊部　　　　　　D. 在药中放糖

19. 给婴儿服药前应核对（　　）。

　　A. 姓名、药名、剂量、服药时间

　　B. 姓名、剂量、服药时间

　　C. 姓名、药名、服药时间、给药途径

　　D. 以上都正确

20. 婴儿服药后，立即将药吐掉，应采取（　　）。

　　A. 适当补喂　　　B. 多喝些水　　　C. 喂些热饮料　　D. 以上都正确

21. 给婴儿滴眼药时，应（　　）。

　　A. 翻起上下眼睑　　　　　　　　　　B. 在婴儿睁开眼睛时滴入

C. 下眼睑往下牵拉   D. 翻起上眼睑

22. 眼药膏应在婴儿（   ）涂。

     A. 安静时   B. 睡着后   C. 睡前   D. 活动时

23. 给婴儿滴眼药时，应注意不能滴在（   ）。

     A. 穹隆处   B. 角膜上   C. 巩膜上   D. 眼睑上

24. 每次给婴儿滴眼药水量一般应滴（   ）滴。

     A. 1   B. 1～2   C. 3～4   D. 4～5

25. 滴鼻药时，滴管应（   ）。

     A. 紧贴鼻孔   B. 距鼻孔 1～2 cm

     C. 距鼻孔 3～4 cm   D. 只要滴入，以上都可以

26. 滴耳药时，应将耳廓向（   ）方向牵拉，使耳道拉直，方能滴药。

     A. 下   B. 上   C. 后上   D. 后下

27. 为新生儿清洁口腔应用（   ）。

     A. 指套牙刷   B. 消毒纱布   C. 棉签   D. 软布

28. 为婴儿洗脸应先洗（   ）。

     A. 脸颊   B. 鼻子   C. 嘴   D. 眼

29. 当新生儿眼分泌物多、封住双眼时，成人用（   ）给予清除，以免损伤婴儿。

     A. 舌头轻轻舔   B. 温湿的消毒纱布

     C. 温湿的消毒棉签   D. 小毛巾轻拭

30. 给婴儿洗头时，婴儿肥皂（   ）使用。

     A. 天天   B. 每周 1～2 次   C. 每周 1 次   D. 每周 2 次

31. 为婴儿洗屁股对肥皂的应用为（   ）。

     A. 每天用 1 次   B. 天天用   C. 不用   D. 每周用 1 次

32. 婴儿沐浴水温应保持在（   ）℃。

     A. 38～42   B. 37   C. 35～40   D. 37～38

33. 沐浴备水要求（   ）。

     A. 先放冷水后放热水   B. 先放热水后放冷水

C. 冷热水同时放　　　　　　　　D. 以上都正确

34. 婴儿沐浴时间应在（　　　）。

　　A. 吃奶前　　　　B. 吃奶后　　　　C. 无所谓　　　　D. 喂奶后 1~2 h

35. 当婴儿脐部残端有活动性出血伤口时，要求（　　　）。

　　A. 少洗澡　　　　B. 不洗澡　　　　C. 每天洗一次　　　　D. 每周洗一次

36. 煮沸消毒物品应煮沸后再煮（　　　）min。

　　A. 5　　　　　　B. 10　　　　　　C. 20　　　　　　D. 30

37. 早产儿吸吮能力差，喂养要有耐心，吮奶困难时可（　　　）喂，保证其奶的摄入。

　　A. 用奶孔大点的奶嘴　　　　　　B. 口对口

　　C. 用滴管滴　　　　　　　　　　D. 减少奶量

38. 腭裂婴儿最容易发生的疾病是（　　　）。

　　A. 呕吐　　　　B. 营养不良　　　　C. 呼吸困难　　　　D. 呛奶

39. 为防虚脱，一般（　　　）个月以下婴儿不服退热药。

　　A. 3　　　　　B. 2　　　　　　C. 6　　　　　　D. 10

40. 高热婴儿酒精擦浴适宜部位是（　　　）。

　　A. 前胸　　　　B. 腹部　　　　C. 颈的外侧　　　　D. 颈后部

41. 腹泻婴儿护理错误的是（　　　）。

　　A. 勤换尿布　　　B. 勤洗屁股　　　C. 绝对禁食　　　D. 观测大便

42. 先天性心脏病患儿在护理中应做到（　　　）。

　　A. 减少哭闹　　　　　　　　　　B. 增强体格锻炼

　　C. 多吃增强免疫力的保健品　　　D. 尽早手术

43. 新生儿呼吸的特点是（　　　）。

　　A. 呼吸深长　　　　　　　　　　B. 呼吸频率慢

　　C. 呼吸浅表，频率快　　　　　　D. 极不规则

44. 新生儿打嗝应选用（　　　）方法，可止住。

　　A. 喝些凉开水　　　B. 惊吓　　　　C. 喝些温开水　　　D. 捏鼻

45. 新生儿乳房肿大应采取（　　　）措施，不会影响成年后哺乳。

A. 敷药消肿　　　B. 不作任何处理　　　C. 挤出奶汁　　　D. 热敷

46. 新生女婴阴道内少量出血，一般出现在出生后（　　）天。

A. 5～7　　　　　B. 1～2　　　　　C. 1～7　　　　　D. 2～3

47. "螳螂嘴"是指婴儿口腔内两侧颊部的（　　）。

A. 肉芽组织　　　B. 腺体　　　　　C. 脂肪垫　　　　D. 炎症

48. 婴儿口腔内的板牙应（　　）。

A. 不必处理　　　B. 用消毒针挑去　　　C. 请医生处理　　　D. 用磨牙棒按摩

49. 新生儿喂奶时边吃边哭可能是（　　）。

A. 吃饱了　　　　B. 尿湿了　　　　　C. 腹痛　　　　　D. 口腔溃疡

50. 婴儿发生意外事故最严重的可能（　　），护理人员要有高度的责任感。

A. 致伤

B. 致残

C. 造成心理创伤

D. 致死

51. 5～6 个月的婴儿最易发生跌伤的原因是（　　）。

A. 小床没有护栏

B. 地面有水

C. 护理员没有抱好婴儿

D. 从坐车内翻出

52. 小儿睡床护栏高度应在小儿（　　）。

A. 齐胸　　　　　B. 齐腰　　　　　C. 低于腰部　　　　D. 无所谓

53. 婴儿用热水袋取暖，水温应（　　）。

A. 60～80℃　　　B. 小于 60℃　　　C. 大于 60℃　　　D. 无所谓

54. 婴儿烫伤皮肤起泡，不该采取的措施是（　　）。

A. 消毒针挑破吸干

B. 涂紫药水收干

C. 用消毒注射针吸干

D. 以上都是

55. 1～3 个月的婴儿常见的窒息原因有（　　）。

A. 乳母乳房压住婴儿口鼻

B. 睡眠时吮手

C. 吃坚果

D. 吸果冻

56. 婴儿床边不能放的物品有（　　）。

A. 塑料袋　　　　B. 衣服　　　　　C. 尿布　　　　　D. 以上都正确

57. 蒙被引起婴儿窒息时，婴儿会（　　），后果严重。

　　A. 大哭　　　　　B. 呛咳　　　　　C. 无声　　　　　D. 呼吸微弱

58. 自家宠物未与外界接触，小儿被其咬伤，伤口浅小，护理人员应（　　）。

　　A. 涂红药水　　　　　　　　　B. 涂碘酒

　　C. 不必去医院处理　　　　　　D. 去医院处理

婴儿常见疾病预防和护理

一、判断题（将判断结果填入括号中。正确的填"√"，错误的填"×"）

1. 新生儿生理性黄疸出生后即有。　　　　　　　　　　　　　　　　（　　）

2. 新生儿生理性黄疸是正常现象，但需观察黄疸的变化。　　　　　（　　）

3. 严重的生理性黄疸需就医。　　　　　　　　　　　　　　　　　（　　）

4. 婴儿发生红臀与护理不当有关。　　　　　　　　　　　　　　　（　　）

5. 婴儿红臀与尿布使用不当有关。　　　　　　　　　　　　　　　（　　）

6. 婴儿发生红臀应涂消毒过的植物油。　　　　　　　　　　　　　（　　）

7. 新生儿发生脐炎与护理人员护理不当有关。　　　　　　　　　　（　　）

8. 新生儿脐炎是常见病，护理人员可不必就医，自己可以清洁。　（　　）

9. 婴儿患鹅口疮与护理人员手不洁有关。　　　　　　　　　　　　（　　）

10. 奶具不洁会使婴儿患鹅口疮。　　　　　　　　　　　　　　　（　　）

11. 食具的严格消毒可以预防鹅口疮。　　　　　　　　　　　　　（　　）

12. 小儿患先天性髋关节脱位是由于护理不当引起的。　　　　　　（　　）

13. 当新生儿出现分髋阳性时，要考虑髋脱位的可能。　　　　　　（　　）

14. 新生儿出生以后就应将两下肢并直包裹，以免发生髋关节脱位。（　　）

15. 保持婴儿下肢呈蛙式状态，可以帮助矫正先天性髋关节脱位。（　　）

16. 脐疝小儿要减少哭闹以减轻腹压。　　　　　　　　　　　　　（　　）

17. 脐疝是婴儿常见病，护理时要注意发现嵌顿，及时送医院。　（　　）

18. 硬肿症多见于寒冷季节。　　　　　　　　　　　　　　　　　（　　）

19. 婴儿着凉容易引起感冒。　　　　　　　　　　　　　　（　　）

20. 婴儿感冒与室内空气污染有关。　　　　　　　　　　　（　　）

21. 婴儿感冒应立即给服抗生素。　　　　　　　　　　　　（　　）

22. 护理人员感冒时接触婴儿应戴口罩。　　　　　　　　　（　　）

23. 气管炎患儿家中应常备止咳药，以便有咳就服用。　　　（　　）

24. 肺炎患儿干咳痰少，是病情轻的表现。　　　　　　　　（　　）

25. 肺炎患儿不能着凉，要多穿多盖，焐得越热越好。　　　（　　）

26. 营养不良、佝偻病患儿易患肺炎。　　　　　　　　　　（　　）

27. 当婴儿呼吸道感染时也会出现腹泻症状。　　　　　　　（　　）

28. 非感染因素也会引起婴儿腹泻。　　　　　　　　　　　（　　）

29. 婴儿腹泻应立即服止泻药，防脱水。　　　　　　　　　（　　）

30. 腹泻婴儿要保持臀部清洁，勤换尿布。　　　　　　　　（　　）

31. 婴儿两天以上没有排便，大便干燥发硬、排便困难为便秘。（　　）

32. 新生儿不会发生便秘。　　　　　　　　　　　　　　　（　　）

33. 小儿肠系膜发育不完善，肠蠕动节律发生紊乱，很容易发生肠套叠。（　　）

34. 母乳喂养的婴儿比人工喂养儿佝偻病发病率低。　　　　（　　）

35. 婴儿光照不足会使体内内源性的维生素 D 不足，导致佝偻病。（　　）

36. 婴儿肋骨外翻是患有佝偻病。　　　　　　　　　　　　（　　）

37. 佝偻病应多吃含维生素 D 和钙丰富的食物。　　　　　　（　　）

38. 过量服用鱼肝油会引起中毒。　　　　　　　　　　　　（　　）

39. 先天性不足的婴儿容易发生贫血。　　　　　　　　　　（　　）

40. 喂养不当可以引起贫血。　　　　　　　　　　　　　　（　　）

41. 婴儿脸色差肯定是贫血。　　　　　　　　　　　　　　（　　）

42. 贫血患儿抵抗力差，易感染。　　　　　　　　　　　　（　　）

43. 婴儿喂药不方便，贫血药可放入牛奶中喂。　　　　　　（　　）

44. 贫血药应在进食前服用，可以增加铁的吸收，加速康复。（　　）

45. 反复腹泻、挑食、偏食的小儿容易患营养不良。　　　　（　　）

46. 先天不足的婴儿只要合理喂养，保证营养摄入就不会患营养不良。　　　（　　）

47. 坚持母乳喂养，及时添加辅食，保证营养摄入，婴儿不会发生营养不良。　（　　）

48. 婴儿胖是健康的标志。　　　（　　）

49. 婴儿肥胖不必增加活动量。　　　（　　）

50. 肥胖婴儿应适当运动，消耗热量。　　　（　　）

51. 水流入耳容易引起中耳炎。　　　（　　）

52. 躺着喂奶容易使婴儿患中耳炎。　　　（　　）

53. 中耳炎会引起鼓膜穿孔。　　　（　　）

54. 中耳炎患儿局部用药时，必须注意先清洁耳道。　　　（　　）

55. 为婴儿洗头时，用棉花塞住两外耳道可防水流入。　　　（　　）

56. 化纤衣料会加重婴儿湿疹。　　　（　　）

57. 患有湿疹的婴儿不能用热水洗脸。　　　（　　）

58. 预防接种前，婴儿发热应及时与接种医生联系。　　　（　　）

59. 预防接种前，护理员对婴儿健康状况要全面了解。　　　（　　）

60. 预防接种后婴儿会出现食欲下降、局部红肿、发热、哭闹等现象，这些都是正常反应。　　　（　　）

61. 先天性心脏病患儿可以接种疫苗。　　　（　　）

二、单项选择题（选择一个正确的答案，将相应的字母填入题内的括号中）

1. 新生儿生理性黄疸消退尽需（　　　）。

　　A. 10 天　　　　　　B. 15 天　　　　　　C. 30 天　　　　　　D. 2 个月

2. 吃母乳的新生儿黄疸，停母乳数天后黄疸渐退，这是（　　　）。

　　A. 母乳性黄疸　　　B. 母患肝炎　　　　C. 婴儿感染　　　　D. 早产引起

3. （　　　）会使新生儿生理性黄疸消退延迟。

　　A. 饥饿　　　　　　B. 吃得过饱　　　　C. 腹泻　　　　　　D. 人工喂养

4. 与红臀有关的因素是（　　　）。

　　A. 用塑料尿布　　　B. 大便次数多　　　C. 尿布太厚　　　　D. 太热

5. 预防红臀发生的最主要方法是（　　　）。

    A. 多扑粉　　　　　　　　　　　　　B. 涂护臀膏

    C. 保持臀部清洁干燥　　　　　　　　D. 勤洗屁股

6. 婴儿发生红臀最主要的原因是（　　　）。

    A. 护理不当　　　　　　　　　　　　B. 不及时更换尿布

    C. 不洗屁股　　　　　　　　　　　　D. 扑粉

7. 新生儿发生脐炎，脐部可能出现（　　　）。

    A. 渗液　　　　　　　　　　　　　　B. 出血

    C. 红肿脓性分泌物　　　　　　　　　D. 皮肤破损

8. 新生儿发生脐炎的最常见原因有（　　　）。

    A. 不洗澡　　　　B. 水进入脐部　　　C. 过度消毒　　　D. 未贴暖脐膏

9. 脐炎患儿脐部处理时应涂（　　　）。

    A. 紫药水　　　　B. 红药水　　　　　C. 温开水　　　　D. 75％酒精

10. 脐炎不治疗，严重者可引起（　　　），危及生命。

    A. 败血症　　　　B. 发热　　　　　　C. 腹痛　　　　　D. 不吃

11. 婴儿口腔黏膜出现不易搓掉的白色小点要考虑（　　　）。

    A. 鹅口疮　　　　B. 奶块　　　　　　C. 溃疡　　　　　D. 缺维生素

12. 治疗鹅口疮时，可以为患儿口腔涂（　　　）。

    A. 甘油　　　　　B. 75％酒精　　　　C. 制霉菌素甘油　D. 碘酒

13. 预防鹅口疮，乳母哺乳前必须（　　　）。

    A. 洗澡　　　　　　　　　　　　　　B. 更衣

    C. 洗手，清洁乳头　　　　　　　　　D. 洗手，酒精消毒乳头

14. 婴儿患先天性髋关节脱位是因为（　　　）。

    A. 尿布太宽　　　B. 先天因素　　　　C. 过早走路　　　D. 跌倒后引起

15. 尽早对先天性髋关节脱位的婴儿进行（　　　）可以帮助康复。

    A. 下肢力量训练　B. 补钙　　　　　　C. 用窄尿布　　　D. 分髋运动

16. 脐疝患儿不该使用的治疗方法是（　　　）。

    A. 硬币压疝环　　B. 胶布粘贴　　　　C. 核桃壳压疝环　D. 以上都正确

17. 引起硬肿症的主要原因有（　　　）。

    A. 光照少　　　　　　B. 寒冷　　　　　　C. 过度保暖　　　　　　D. 胃口小

18. （　　　）易发生硬肿症。

    A. 早产儿　　　　　　B. 足月儿　　　　　　C. 巨大儿　　　　　　D. 女婴

19. 急性上呼吸道感染多数由（　　　）引起。

    A. 细菌　　　　　　B. 病毒　　　　　　C. 气温　　　　　　D. 饮食不当

20. 预防呼吸道感染应做到（　　　）。

    A. 睡时多盖被　　　　　　　　　　B. 多穿衣服

    C. 多吃保健品　　　　　　　　　　D. 根据气温适当增减衣服

21. 气管炎婴儿护理主要是（　　　），提高自身免疫力。

    A. 不吃海鲜　　　　　B. 不吃鱼　　　　　C. 增强体质　　　　　D. 颈部多保暖

22. 经常患气管炎的婴儿应（　　　），可减少发病。

    A. 不与其他婴儿接触　　　　　　　B. 少户外活动

    C. 经常户外活动　　　　　　　　　D. 多吃维生素

23. 新生儿出现呼吸困难、鼻翼翕动、口鼻周围青紫要考虑（　　　）。

    A. 肺炎　　　　　　B. 感冒　　　　　　C. 发热　　　　　　D. 没关系

24. 肺炎婴儿主要表现为（　　　）。

    A. 缺氧、呼吸困难　　　　　　　　B. 咳嗽

    C. 发热　　　　　　　　　　　　　D. 哭闹

25. 护理肺炎患儿要做到（　　　）。

    A. 多进食　　　　　　　　　　　　B. 多活动

    C. 常改变体位，促进排痰　　　　　D. 多保暖

26. （　　　）会引起婴儿感染性腹泻。

    A. 不洁食物　　　　　B. 过早添加肉泥　　　C. 天气突变　　　　　D. 着凉

27. 婴儿腹泻时，护理人员可给婴儿（　　　），防脱水。

    A. 服止泻药　　　　　B. 服抗生素　　　　　C. 吃消化药　　　　　D. 口服补液盐

28. 婴儿便秘的可能原因是（　　　）。

    A. 饮食量不足　　　　B. 摄入脂肪少　　　　C. 喝水多　　　　D. 蔬菜多

29. 急性肠套叠患儿临床可见有（　　　）。

    A. 呕吐　　　　　　　B. 哭闹　　　　　　　C. 面色苍白　　　　D. 以上都正确

30. 急性肠套叠患儿大便呈（　　　）。

    A. 果酱便　　　　　　B. 水样便　　　　　　C. 坚硬便　　　　　D. 脓血便

31. 小儿佝偻病是缺（　　　）。

    A. 钙　　　　　　　　B. 维生素 A　　　　　C. 铁　　　　　　　D. 维生素 D

32. 6 个月以内婴儿出现（　　　）体征，很可能患有佝偻病。

    A. 乒乓头　　　　　　B. 方颅　　　　　　　C. 鸡胸　　　　　　D. 肋外翻

33. 佝偻病患儿出现的主要症状有（　　　）。

    A. 多汗、夜惊、烦躁不安　　　　　　　　　B. 多汗

    C. 烦躁　　　　　　　　　　　　　　　　　D. 易惊

34. 小儿预防佝偻病的最好方法是（　　　）。

    A. 多晒太阳　　　　　B. 多穿衣服　　　　　C. 多吃钙粉　　　　D. 多吃鱼肝油

35. 婴儿缺铁性贫血是缺（　　　）。

    A. 铁　　　　　　　　B. 钙　　　　　　　　C. 阳光　　　　　　D. 维生素

36. 婴儿血色素正常值最低限是（　　　）g/L。

    A. 80　　　　　　　　B. 90　　　　　　　　C. 100　　　　　　D. 110

37. 缺铁性贫血婴儿服铁剂时加服（　　　）有利铁的吸收。

    A. 维生素 C　　　　　B. 蛋白质　　　　　　C. 淡茶　　　　　　D. 豆制品

38. （　　　）易引起婴儿营养不良。

    A. 阳光　　　　　　　B. 断奶不合理　　　　C. 偶尔腹泻　　　　D. 人工喂养

39. 以下与营养不良无关的因素是（　　　）。

    A. 遗传　　　　　　　　　　　　　　　　　B. 先天性消化道畸形

    C. 反复腹泻　　　　　　　　　　　　　　　D. 早产儿

40. 营养不良除补充蛋白质外还应补足（　　　）。

    A. 热能　　　　　　　B. 维生素　　　　　　C. 矿物质　　　　　D. 牛奶

41. 对于食欲旺盛、超过其应当摄入量的婴儿，应采取（　　）。

    A. 满足进食　　　　　B. 控制超量　　　　C. 减少进食次数　　　D. 少给脂肪

42. 预防婴儿肥胖，护理员应做到（　　）。

    A. 科学合理喂养　　　　　　　　　　　B. 给高蛋白、低脂肪、低热量饮食

    C. 给高蛋白、高热量饮食　　　　　　　D. 给低蛋白、低脂肪饮食

43. 肥胖婴儿要控制其（　　）。

    A. 奶量　　　　　　　　　　　　　　　B. 进水量

    C. 体重增长速度　　　　　　　　　　　D. 睡眠时间

44. 婴儿感冒易患中耳炎是由于（　　）。

    A. 咽股管细长、直　　　　　　　　　　B. 咽股管短、粗、直

    C. 咽部临近耳朵　　　　　　　　　　　D. 细菌量大

45. 婴儿哭闹、用手拉耳要考虑（　　）。

    A. 中耳炎　　　　　B. 听不见　　　　　C. 发脾气　　　　　　D. 坏习惯

46. 中耳炎会影响婴儿的（　　），要及早治疗。

    A. 体质　　　　　　B. 睡眠　　　　　　C. 食欲　　　　　　　D. 听力

47. 当婴儿可能患有中耳炎时应及时（　　）。

    A. 服抗生素　　　　B. 双氧水清洁耳道　C. 去医院　　　　　　D. 加强观察

48. 婴儿湿疹是由于（　　）引起的。

    A. 吃奶　　　　　　B. 过敏体质　　　　C. 护肤品　　　　　　D. 传染

49. 预防接种前的准备为（　　）。

    A. 洗澡清洁皮肤　　B. 喂饱　　　　　　C. 高营养　　　　　　D. 多喝水

50. 预防接种后的主要护理为（　　）。

    A. 多喝水　　　　　B. 高营养　　　　　C. 多抱抱　　　　　　D. 以上都正确

51. 预防接种有（　　）状况应立即就医。

    A. 低热　　　　　　B. 高热　　　　　　C. 局部红肿　　　　　D. 硬结

52. 腹泻婴儿不能接种的疫苗为（　　）。

    A. 麻苗　　　　　　　　　　　　　　　B. 脊髓灰质炎疫苗

C. 卡介苗   D. 乙肝疫苗

53. 婴儿最常见的暂缓不能预防接种的情况是（　　　）。

    A. 发热   B. 呕吐   C. 哭闹   D. 咳嗽

小儿营养与喂养

一、判断题（将判断结果填入括号中。正确的填"√"，错误的填"×"）

1. 保证蛋白质摄入的婴儿长得结实、抵抗力强。 （　　）

2. 创伤后的恢复修补需要蛋白质。 （　　）

3. 蛋白质有动物性蛋白与植物性蛋白两种。 （　　）

4. 大豆蛋白质优于其他豆类蛋白质。 （　　）

5. 脂肪可以帮助脂溶性维生素的吸收。 （　　）

6. 多摄入脂肪可以节省碳水化合物的摄入。 （　　）

7. 鱼肝油是婴儿摄入脂肪的最佳途径。 （　　）

8. 奶油是奶制品，可以让婴儿多吃。 （　　）

9. 碳水化合物可以促进婴儿生长发育。 （　　）

10. 碳水化合物没有蛋白质营养好，小儿可多吃菜不吃饭。 （　　）

11. 婴儿多吃甜食可以保证碳水化合物的摄入量。 （　　）

12. 糖是婴儿摄取碳水化合物最好、最方便的来源。 （　　）

13. 维生素能产热并调节生理作用。 （　　）

14. 人体需要维生素量虽少，却是人体所必需的营养素。 （　　）

15. 橘子中含有丰富的维生素 C。 （　　）

16. 粗粮中富有 B 族维生素。 （　　）

17. 矿物质不能供给热能，但是是身体构造和生理所需要的。 （　　）

18. 锌在动物性食物和海产品中含量高。 （　　）

19. 婴儿钠的来源主要是食物本身而不在食盐中。 （　　）

20. 膳食纤维能促进肠蠕动，帮助婴儿排便。 （　　）

21. 婴儿每天进食粗纤维食物越多越好。 （　　）

22. 婴儿需水较成人多，年龄越小需水越多。 （　　）

23. 母乳量不足的婴儿也应补充水分。 （　　）

24. 吃牛奶的婴儿比吃母乳的婴儿长得更好。 （　　）

25. 奶配制后，必须试温后才能喂婴儿。 （　　）

26. 母乳喂养应按时哺乳。 （　　）

27. 初乳中含有丰富的抗体，要让新生儿多吸吮。 （　　）

28. 断奶最有效而快速的方法是在乳头上涂辣使婴儿拒乳。 （　　）

29. 辅助食物的添加可改变食物的质量，有利婴儿的食物逐渐从流质状向固体状过渡。

（　　）

30. 乳类的营养不能满足成长中婴儿的生长发育需要，所以必须按时添加补充食物。

（　　）

31. 添加补充食物遇到过敏反应时应停止食用。 （　　）

32. 当添加辅食时，如婴儿胃口大、喜欢吃，可以尽量多给。 （　　）

33. 6个月的婴儿可添加猪肝泥，补充体内铁的不足。 （　　）

二、单项选择题（选择一个正确的答案，将相应的字母填入题内的括号中）

1. 1 g 蛋白质可供热能（　　）kcal。

   A. 4　　　　　　　　B. 4～8　　　　　　C. 9　　　　　　　　D. 0

2. 以下含蛋白质丰富的食物是（　　）。

   A. 苹果　　　　　　B. 乳类　　　　　　C. 大米　　　　　　D. 杂粮

3. 脂肪是产热营养素中产热量（　　）的营养素。

   A. 最高　　　　　　　　　　　　　　　B. 一般

   C. 同碳水化合物　　　　　　　　　　　D. 比碳水化合物低

4. 婴儿摄入脂肪应以（　　）为主。

   A. 猪油　　　　　　B. 牛油　　　　　　C. 羊油　　　　　　D. 植物油

5. 单纯用碳水化合物喂养的婴儿会（　　）。

   A. 虚胖、抵抗力差　　　　　　　　　　B. 体重增长快

    C. 胖   D. 结实

6. 以下食物富含碳水化合物的是（   ）。

    A. 大米   B. 肝脏   C. 猪肉   D. 牛奶

7. 维生素有脂溶性和水溶性之分，相比之下（   ）。

    A. 水溶性比脂溶性好   B. 脂溶性比水溶性好

    C. 一样重要   D. 没有区别

8. 含维生素 A 丰富的食物有（   ）。

    A. 肝脏   B. 黄豆   C. 胡萝卜   D. 青菜

9. 钙是组成（   ）的主要成分。

    A. 骨骼   B. 血液   C. 肌肉   D. 牙龈

10. 血红蛋白中的主要成分有（   ）。

    A. 钙   B. 铁   C. 磷   D. 碘

11. 含钙丰富的食物是（   ）。

    A. 豆腐   B. 骨头汤   C. 海带   D. 玉米

12. 膳食纤维主要存在于（   ）中。

    A. 蔬菜   B. 水果   C. 韭菜   D. 杂粮

13. 婴儿需要的水分不能从（   ）中获得。

    A. 饮料   B. 奶   C. 饮用水   D. 饮食

14. 最适宜婴儿生长发育的奶是（   ）。

    A. 婴儿配方奶粉   B. 全脂奶粉   C. 脱脂奶粉   D. 以上都正确

15. 婴儿不宜选用的奶是（   ）。

    A. 配方奶   B. 鲜牛奶   C. 母乳   D. 配方奶和母乳

16. 为婴儿冲配配方奶必须（   ）配奶。

    A. 听从家长要求   B. 根据经验

    C. 按说明   D. 按照"浓比稀好"的原则

17. 喂婴儿的配方奶（   ）。

    A. 必须现配现吃   B. 多配的放入冰箱备用

C. 只要不变质都能吃　　　　　　　　D. 吃剩下的可以再次喂

18. 母乳喂养的优点中对母子都有益的是（　　　）。

　　A. 有利母子建立感情　　　　　　　B. 有助母亲避孕

　　C. 有利母亲子宫收缩　　　　　　　D. 提高婴儿抗病能力

19. 婴儿适宜断奶的月龄是（　　　）。

　　A. 1岁左右　　　　B. 6~8个月　　　　C. 12~14个月　　　D. 18个月

20. 婴儿断奶最好（　　　）。

　　A. 先断白天后段夜间　　　　　　　B. 先断夜间后断白天

　　C. 白天夜间一起断　　　　　　　　D. 依乳母方便

21. 婴儿补充食物添加是为了（　　　）。

　　A. 补充乳类营养的不够　　　　　　B. 母亲上班所需

　　C. 入托儿所做准备　　　　　　　　D. 学习自己进餐

22. 给婴儿添加辅食应（　　　）。

　　A. 从少到多　　　　B. 尽量多品种　　　C. 注意调味　　　D. 放入奶中

23. 添加果泥的月龄是（　　　）个月。

　　A. 4　　　　　　　B. 6　　　　　　　C. 8　　　　　　D. 12

24. 添加粥的月龄是（　　　）个月。

　　A. 4　　　　　　　B. 6　　　　　　　C. 5　　　　　　D. 12

小儿生长发育与早期促进

一、判断题（将判断结果填入括号中。正确的填"√"，错误的填"×"）

1. 小儿各年龄阶段生长的速率是不同的。　　　　　　　　　　　（　　）

2. 小儿年龄越小长得越快。　　　　　　　　　　　　　　　　　（　　）

3. 同性别、同年龄婴儿的体格生长是完全一致的。　　　　　　　（　　）

4. 因为遗传的原因，身高不同的父母，其子女身高也明显不一，身高相差大，但都属于正常身高范围。　　　　　　　　　　　　　　　　　　　　　　　　（　　）

5. 体重是反映儿童生长与营养状况的灵敏指标。 （　　）

6. 新生儿满月增重一般在 800～1 000 g。 （　　）

7. 年龄越小，增长速度越快，1 岁时身高是出生时的 1.5 倍。 （　　）

8. 婴儿后半年身高增长的速度比前半年快。 （　　）

9. 头围反映小儿脑和颅骨发育的程度。 （　　）

10. 头大的小儿一定聪明。 （　　）

11. 婴儿裤带久束易发生肋骨外翻。 （　　）

12. 应让婴儿多听听轻松愉悦的音乐和声音。 （　　）

13. 过响的声音会影响婴儿的听力。 （　　）

14. 若新生儿对光感无反应，应及早就医。 （　　）

15. 多抚摸、搂抱婴儿有利促进婴儿的身心健康发展。 （　　）

16. 给新生儿包"蜡烛包"可以保护婴儿皮肤触觉的发展。 （　　）

17. 新生儿已能辨别愉快与不愉快的气味。 （　　）

18. 新生儿对不同味觉会产生不同反应。 （　　）

19. 婴儿动作应先抬头后支撑、独坐、站立、行走。 （　　）

20. 4 个月的婴儿会独坐。 （　　）

21. 8 个月的婴儿会爬。 （　　）

22. 1 岁的婴儿不会叫爸爸妈妈，则婴儿有语言障碍。 （　　）

23. 新生儿的哭就是他的语言。 （　　）

24. 必须满足婴儿生理、心理上的需要，让婴儿有积极愉快的情绪。 （　　）

25. 合理的营养能促进小儿的生长发育。 （　　）

26. 小儿的生长发育受遗传因素的影响。 （　　）

27. 婴儿按时体检及时得到儿保医生的指导。 （　　）

28. 生长发育监测是保证儿童健康生长的重要手段。 （　　）

29. 护理人员应学会利用儿童生长监测图对个体儿童的体重、身高进行连续的测量与评价。 （　　）

30. 婴儿体重超标，说明发育非常好。 （　　）

31. 新生儿出生后第 14 天应由社区儿童保健医师上门对小儿进行身高体重的测量。( )

32. 合理的生活制度能增进婴儿身心健康。( )

33. 无序的生活制度会影响小儿生长发育。( )

34. 为婴儿制定生活制度要根据婴儿的生理和心理特点。( )

35. 婴儿的生活制度要有充足的睡眠时间。( )

36. 婴儿从出生起就应该创设一个良好的进食环境。( )

37. 婴儿进食时，最好每次都能播放同一曲音乐，让婴儿建立条件反射并在愉悦中进食。( )

38. 要培养婴儿细嚼慢咽、喂一口咽一口的习惯。( )

39. 婴儿坐便盆喂食，可以节省时间，一举两得。( )

40. 婴儿睡眠环境必须安静。( )

41. 婴儿白天可在光亮下睡眠，有利训练婴儿的入睡能力。( )

42. 要培养婴儿按时睡眠的习惯。( )

43. 婴儿体格锻炼能增强婴儿的体质。( )

44. 体格锻炼可以使婴儿得到更多的氧气。( )

45. 婴儿体锻要注意活动量和安全。( )

46. 小儿情绪好且对活动有兴趣时，应尽量延长活动时间。( )

47. 婴儿抚触可以增加母婴之间的情感交流。( )

48. 抚触可以增强婴儿的抵抗力。( )

49. 为婴儿按摩时，成人应剪短指甲，动作轻柔。( )

50. 进行抚触时婴儿应穿内衣，避免着凉。( )

51. 婴儿操能使婴儿情绪愉快。( )

52. 婴儿操可以促进小儿胸廓发育。( )

53. 婴儿不配合时，不勉强做婴儿操。( )

54. 婴儿应饥饿时做婴儿操，以免操作时呕吐。( )

55. 婴儿户外活动可以增强对冷热气温的适应能力。( )

56. 户外活动可以增强婴儿的抵抗力。 （   ）

57. 带婴儿户外活动时，特别要注意场地的安全。 （   ）

58. 户外活动必须坚持天天外出，风大阴雨也应坚持，才能达到锻炼效果。 （   ）

59. 可以带婴儿在户外进行动作训练，促进体格发育。 （   ）

60. 新生儿满月后就应到户外活动，但只能从几分钟开始，逐渐增加外出时间。（   ）

二、单项选择题（选择一个正确的答案，将相应的字母填入题内的括号中）

1. 小儿出生后脑的发育最快的时间是在（   ）。

    A. 头一年   B. 头二年   C. 头三年   D. 新生儿期

2. 小儿的生长发育按一定的规律发展，但存在个体差异，因此每个人的生长轨迹应（   ）。

    A. 不完全相同   B. 完全相同   C. 基本不同   D. 完全不同

3. 新生儿出生后生理性体重下降，最多不超过出生体重的（   ）。

    A. 3%   B. 10%   C. 8%   D. 5%

4. 婴儿出生后前 6 个月身高每月增长（   ）cm。

    A. 1.5   B. 2.0   C. 2.5   D. 3.0

5. 婴儿囟门闭合时间不完全一致，以下说法正确的是（   ）。

    A. 闭合越早越好   B. 早闭合比晚闭合好

    C. 晚闭合比早闭合好   D. 适龄按时闭合好

6. 婴儿出生时胸围小于头围，（   ）胸围逐渐超过头围。

    A. 1 岁时   B. 10~12 个月时   C. 6 个月时   D. 1 岁以后

7. 婴儿胸围等于头围的年龄是（   ）。

    A. 1 岁前   B. 1 岁左右   C. 7~12 个月   D. 1 岁以后

8. 当 3 个月的婴儿头不能转向声源时要考虑（   ）。

    A. 失聪   B. 生病了   C. 不高兴   D. 听力障碍

9. 3~4 个月的婴儿眼睛还不能随物移动时要考虑（   ）。

    A. 视力障碍   B. 缺维生素 A   C. 不活泼   D. 缺维生素 D

10. 对婴儿视觉无损伤的光是（   ）。

A. 闪光灯　　　　　B. 电视的光线　　　　C. 柔和光　　　　　D. 浴霸的光线

11. 发展婴儿的触觉应从（　　）开始。

A. 新生儿　　　　　B. 2个月　　　　　　C. 3个月　　　　　D. 6个月

12. 要发展婴儿的味觉应在饮食中训练婴儿品尝（　　）。

A. 甜味　　　　　　B. 咸味　　　　　　C. 鲜味　　　　　　D. 食物原味

13. 婴儿先会抬头，后会站立，这符合运动发育规律中的（　　）。

A. 上下规律　　　　　　　　　　　B. 粗细规律

C. 协调规律　　　　　　　　　　　D. 正面先于反面的规律

14. 当婴儿有意识地将看到物伸手抓到，这是运动发育规律中的（　　）。

A. 上下规律　　　　　　　　　　　B. 粗细规律

C. 协调规律　　　　　　　　　　　D. 正面先于反面的规律

15. 婴儿会翻身的月龄是（　　）个月。

A. 6　　　　　　　　B. 4　　　　　　　　C. 7　　　　　　　　D. 8

16. 每天应训练婴儿讲话的时间为（　　），促进婴儿的语言发展。

A. 0.5 h　　　　　　B. 1 h　　　　　　　C. 2 h　　　　　　　D. 利用一切机会

17. 对婴儿（　　）会使婴儿的心灵受到伤害。

A. 溺爱　　　　　　B. 发怒　　　　　　C. 依从　　　　　　D. 大声

18. 成人不能对婴儿采取的行为是（　　）。

A. 满足其生理需要　　　　　　　　B. 满足其心理需求

C. 不理睬　　　　　　　　　　　　D. 关爱

19. 以下与影响小儿生长发育无关的因素是（　　）。

A. 疾病　　　　　　B. 营养　　　　　　C. 环境　　　　　　D. 睡眠太多

20. 用生长发育监测图对婴儿的生长发育进行监测的优点是（　　）。

A. 直观　　　　　　B. 动态　　　　　　C. 及早发现问题　　　D. 以上都正确

21. 对婴儿生长监测进行生长发育评价不包括（　　）。

A. 按年龄测体重　　B. 按年龄测身高　　C. 按身高测体重　　　D. 牙齿

22. 6个月以内的小儿，最好（　　）测一次身高体重。

    A. 1个月　　　　　B. 2个月　　　　　C. 3个月　　　　　D. 根据需要

23. 7～12个月的婴儿每隔（　　）体检一次。

    A. 1个月　　　　　B. 2个月　　　　　C. 3个月　　　　　D. 半年

24. 合理的生活制度不但能促进婴儿身心健康发展，还有利于（　　）。

    A. 按时进食　　　　　　　　　　B. 按时睡眠

    C. 培养良好的生活习惯　　　　　D. 按时排便

25. 婴儿的生活制度包括（　　）。

    A. 吃、睡、活动、排便、盥洗　　　B. 吃、睡、大小便

    C. 吃、睡、活动、盥洗　　　　　　D. 吃、睡、活动、大小便

26. 应根据小儿的消化特点安排进食的（　　）。

    A. 时间　　　　　B. 次数　　　　　C. 进食量　　　　　D. 以上都正确

27. 训练婴儿用匙吃辅食的月龄是（　　）个月。

    A. 3　　　　　B. 4　　　　　C. 6　　　　　D. 12

28. 新生儿睡眠的护理要求为可以（　　）。

    A. 开灯　　　　　B. 关灯　　　　　C. 开微弱小灯　　　　　D. 以上都不正确

29. 婴儿睡眠应该（　　）。

    A. 与成人同床同被　　　　　　　B. 与成人同床分被

    C. 独睡一床　　　　　　　　　　D. 以上都正确

30. 为了让婴儿尽快入睡，应（　　）。

    A. 轻轻拍摇　　　　　　　　　　B. 抱入怀中

    C. 吮着奶嘴　　　　　　　　　　D. 不拍、不摇、不抱

31. 体格锻炼能使婴儿（　　）。

    A. 增强抵抗力　　　B. 勇敢　　　　　C. 语言发育好　　　D. 增强毅力

32. 在体格锻炼过程中护理人员主要观察婴儿的（　　）。

    A. 反应和情绪　　　B. 情绪　　　　　C. 出汗　　　　　D. 呼吸

33. 对婴儿进行抚触、按摩有利婴儿（　　）。

    A. 改善睡眠　　　B. 稳定情绪　　　C. 促进血液循环　　　D. 以上都正确

34. 为婴儿抚触，操作者双手应涂（　　）。

　　A. 婴儿润肤油　　　B. 凡士林　　　　　C. 甘油　　　　　　D. 菜籽油

35. 婴儿操共有（　　）套。

　　A. 1　　　　　　　B. 2　　　　　　　C. 3　　　　　　　D. 以上都不正确

36. 适合做婴儿被动操的月龄是（　　）个月。

　　A. 1～3　　　　　　B. 1～6　　　　　　C. 2～6　　　　　　D. 7～12

37. 婴儿户外活动接受阳光中的紫外线可以预防（　　）。

　　A. 佝偻病　　　　　B. 营养不良　　　　C. 肥胖　　　　　　D. 脐炎

38. 带婴儿户外活动时，应及时补充（　　）。

　　A. 奶　　　　　　　B. 水果　　　　　　C. 水　　　　　　　D. 饮料

39. 晒太阳每天累计时间要求达到（　　）。

　　A. 1 h　　　　　　B. 2 h　　　　　　　C. 30 min　　　　　D. 10 min

第 4 部分

操作技能复习题

孕产妇护理

一、陪伴分娩时的呼吸指导（试题代码①：1.1.2；考核时间：5 min）

1. 试题单

（1）操作条件

1）体操垫一块。

2）枕头一个。

（2）操作内容

1）胸部深呼吸。

2）腹式深呼吸。

3）宫口开全时呼吸。

（3）操作要求

1）物品准备齐全。

2）操作内容完整。

3）呼吸演示规范。

---

① 试题代码表示该试题在鉴定方案表格中的所属位置。左起第一位表示项目号，第二位表示单元号，第三位表示在该项目、单元下的第几个试题。

2. 评分表

试题代码及名称			1.1.2 陪伴分娩时的呼吸指导						考核时间		5 min
评价要素	配分	等级	评分细则	评定等级							得分
				A	B	C	D	E			
1 物品准备：体操垫、枕头	6	A	齐全								
		B	—								
		C	—								
		D	少1种								
		E	差或未答题								
2 操作规范：胸部深呼吸，腹式深呼吸，宫口开全时呼吸	9	A	完全规范								
		B	欠规范								
		C	顺序错2点								
		D	姿势错								
		E	差或未答题								
合计配分	15		合计得分								

等级	A（优）	B（良）	C（及格）	D（较差）	E（差或未答题）
比值	1.0	0.8	0.6	0.2	0

"评价要素"得分＝配分×等级比值。

二、为孕妇（产妇）测量体温和脉搏（试题代码：1.1.3；考核时间：5 min）

1. 试题单

（1）操作条件

1）体温表一支（口表）。

2）75％酒精棉球一瓶。

3）靠背椅子一把。

（2）操作内容

1）测体温和脉搏前的准备工作。

2）测体温和脉搏。

（3）操作要求

1）测试前物品准备齐全。

2）规范测量体温和脉搏。

2. 评分表

试题代码及名称			1.1.3 为孕妇（产妇）测量体温和脉搏			考核时间			5 min
评价要素	配分	等级	评分细则		评定等级				得分
					A	B	C	D	E	
1 物品准备齐全：体温表、75％酒精棉球、靠背椅子	6	A	物品齐全							
		B	—							
		C	少1种							
		D	少2种							
		E	差或未答题							
2 规范测量体温和脉搏：读数正确，体温表取用正确，搭脉正确	9	A	完全符合操作规范							
		B	欠规范							
		C	错2点							
		D	错3点							
		E	未答题							
合计配分	15		合计得分							

等级	A（优）	B（良）	C（及格）	D（较差）	E（差或未答题）
比值	1.0	0.8	0.6	0.2	0

"评价要素"得分＝配分×等级比值。

三、指导孕期家庭自我监护（试题代码：1.1.4；考核时间：5 min）

1. 试题单

（1）操作条件

1）钟一只或表一块。

2）靠背椅子一把。

3）可数小物件（如纽扣、棋子等）20～30个、盛器一只。

（2）操作内容

1）物品准备。

2）演示孕妇自测胎动数。

（3）操作要求

1）物品准备齐全。

2）测胎动操作规范。

2. 评分表

试题代码及名称			1.1.4　指导孕期家庭自我监护	考核时间					5 min
评价要素	配分	等级	评分细则	评定等级					得分
				A	B	C	D	E	
1　物品准备齐全：钟（表）、靠背椅子、可数小物件及盛器	3	A	物品齐全						
		B	—						
		C	少 1 种						
		D	少 2 种						
		E	差或未答题						
2　测胎动操作规范：姿势正确，数胎动计数	12	A	完全符合操作规范						
		B	坐姿欠规范						
		C	错 1 点						
		D	错 2 点						
		E	未答题						
合计配分	15		合计得分						

等级	A（优）	B（良）	C（及格）	D（较差）	E（差或未答题）
比值	1.0	0.8	0.6	0.2	0

"评价要素"得分＝配分×等级比值。

四、哺乳前的准备（试题代码：1.2.2；考核时间：5 min）

1. 试题单

（1）操作条件

1）指甲钳一个。

2）肥皂一块。

3）小脸盆一个。

4）热水瓶一个。

5）毛巾一块。

6）乳房模型一个。

（2）操作内容

1）哺乳前物品准备。

2）哺乳前个人准备。

3）哺乳前的操作。

（3）操作要求

1）物品准备齐全。

2）个人准备完整。

3）哺乳前准备工作操作规范。

2. 评分表

试题代码及名称				1.2.2　哺乳前的准备		考核时间				5 min
评价要素	配分	等级		评分细则		评定等级				得分
					A	B	C	D	E	
1	物品准备齐全：指甲钳、肥皂、小脸盆、热水瓶、毛巾、乳房模型	3	A	齐全						
			B	少1项						
			C	少2项						
			D	少3项						
			E	差或未答题						

试题代码及名称				1.2.2 哺乳前的准备	考核时间					5 min
评价要素	配分	等级		评分细则	评定等级					得分
					A	B	C	D	E	
2 个人准备完整：指甲和手卫生、乳母感冒时戴口罩	4	A		完整						
		B		基本完整						
		C		缺1项						
		D		缺2项						
		E		差或未答题						
3 操作规范：清洁、按摩	8	A		正确规范						
		B		—						
		C		错1项						
		D		错2项						
		E		未答题						
合计配分	15			合计得分						

等级	A（优）	B（良）	C（及格）	D（较差）	E（差或未答题）
比值	1.0	0.8	0.6	0.2	0

"评价要素"得分＝配分×等级比值

五、乳房异常情况按摩（试题代码：1.2.3；考核时间：5 min）

1. 试题单

（1）操作条件

1）乳房模型一个。

2）毛巾一块。

3）脸盆一个。

4）热水瓶一个。

（2）操作内容

1）物品准备。

2）乳房各种异常情况处理。

（3）操作要求

1）物品准备完整。

2）正确处理乳房各种异常情况。

2. 评分表

试题代码及名称			1.2.3　乳房异常情况按摩		考核时间				5 min
评价要素	配分	等级	评分细则	评定等级					得分
				A	B	C	D	E	
1　物品准备齐全：乳房模型、毛巾、脸盆、热水瓶	3	A	物品准备完整						
		B	—						
		C	少1项						
		D	少2项						
		E	差或未答题						
2　正确处理乳房胀痛：热敷、按摩	4	A	动作规范准确						
		B	—						
		C	基本规范准确						
		D	欠准确、不熟练						
		E	差或未答题						
3　正确处理乳汁分泌不畅：热敷、按摩	4	A	动作规范准确						
		B	—						
		C	基本规范准确						
		D	欠准确、不熟练						
		E	差或未答题						

续表

试题代码及名称				1.2.3 乳房异常情况按摩		考核时间			5 min
评价要素		配分	等级	评分细则	评定等级				得分
					A B	C	D	E	
4	正确处理乳头扁平内凹：牵拉乳头、吸乳	4	A	动作规范准确					
			B	—					
			C	基本规范准确					
			D	欠准确、不熟练					
			E	差或未答题					
合计配分		15		合计得分					

等级	A（优）	B（良）	C（及格）	D（较差）	E（差或未答题）
比值	1.0	0.8	0.6	0.2	0

"评价要素"得分＝配分×等级比值。

六、会阴伤口护理（试题代码：1.2.4；考核时间：5 min）

1. 试题单

（1）操作条件

1）女性会阴模型一个。

2）消毒棉球若干。

3）消毒液一杯。

4）镊子一把。

（2）操作内容

1）物品准备。

2）会阴护理。

（3）操作要求

1）物品准备齐全。

2）产妇体位正确。

3）会阴护理操作规范。

2. 评分表

试题代码及名称			1.2.4　会阴伤口护理			考核时间			5 min
评价要素	配分	等级	评分细则			评定等级			得分
				A	B	C	D	E	
1 物品准备齐全：女性会阴模型、消毒棉球、消毒液、镊子	3	A	齐全						
		B	—						
		C	少1项						
		D	少2项						
		E	差或未答题						
2 产妇体位正确：平时体位、伤口护理体位	5	A	准确						
		B	—						
		C	基本准确						
		D	错1点						
		E	差或未答题						
3 会阴护理操作规范：消毒棉球使用	7	A	动作规范准确						
		B	—						
		C	动作基本规范						
		D	动作不够规范、不熟练						
		E	差或未答题						
合计配分	15		合计得分						

等级	A（优）	B（良）	C（及格）	D（较差）	E（差或未答题）
比值	1.0	0.8	0.6	0.2	0

"评价要素"得分＝配分×等级比值。

七、新生儿称体重（试题代码：1.2.5；考核时间：5 min)

1. 试题单

（1）操作条件

1）新生儿模型一个。

2）新生儿衣服若干。

3）新生儿秤兜一个。

4）秤一杆。

（2）操作内容

1）物品准备。

2）称重操作规范。

（3）操作要求

1）物品准备齐全。

2）称重过程轻柔规范。

2. 评分表

试题代码及名称			1.2.5 新生儿称体重			考核时间			5 min
评价要素	配分	等级	评分细则		评定等级				得分
				A	B	C	D	E	
1 物品准备齐全：新生儿模型（穿衣），新生儿内衣，秤兜，秤	6	A	物品齐全						
		B	—						
		C	少1种						
		D	少2种						
		E	差或未答题						
2 操作规范：计新生儿净重	9	A	完全符合操作规范						
		B	欠规范						
		C	顺序错2点						
		D	错3点以上						
		E	未答题						
合计配分	15		合计得分						

等级	A（优）	B（良）	C（及格）	D（较差）	E（差或未答题）
比值	1.0	0.8	0.6	0.2	0

"评价要素"得分＝配分×等级比值。

八、协助调整母乳喂养的姿势（试题代码：1.2.6；考核时间：5 min）

1. 试题单

（1）操作条件

1）女性模型一个。

2）新生儿模型一个。

（2）操作内容

1）物品准备齐全。

2）协助母亲进行母乳喂养。

（3）操作要求

1）物品准备齐全。

2）协助调整母乳喂养的姿势准确。

2. 评分表

试题代码及名称			1.2.6 协助调整母乳喂养的姿势	考核时间					5 min
评价要素	配分	等级	评分细则	评定等级					得分
				A	B	C	D	E	
1　选择护理员和产妇的正确姿势（口述）：舒适	1	A	口述内容完整正确						
		B	—						
		C	—						
		D	口述内容不完整						
		E	差或未答题						
2　正确帮助婴儿贴近乳房：一手正确托婴儿，一手正确握住乳房	4	A	动作规范准确						
		B	—						
		C	基本规范正确						
		D	欠准确、动作生疏						
		E	差或未答题						

试题代码及名称				1.2.6 协助调整母乳喂养的姿势	考核时间					5 min
评价要素		配分	等级	评分细则	评定等级					得分
					A	B	C	D	E	
3	诱引觅食反射：移动乳头	6	A	动作规范准确						
			B	—						
			C	基本规范准确						
			D	欠准确、动作生疏						
			E	差或未答题						
4	正确吮奶：适时让婴儿含住乳头及大部分乳晕	4	A	动作规范准确						
			B	—						
			C	基本规范准确						
			D	欠准确、动作生疏						
			E	差或未答题						
合计配分		15		合计得分						

等级	A（优）	B（良）	C（及格）	D（较差）	E（差或未答题）
比值	1.0	0.8	0.6	0.2	0

"评价要素"得分＝配分×等级比值。

九、喂奶时的注意事项（试题代码：1.2.7；考核时间：5 min）

1. 试题单

（1）操作条件

1）乳房模型一个。

2）小毛巾一条。

3）脸盆一个。

4）热水瓶一个。

5）新生儿模型一个。

（2）操作内容

1）物品准备。

2）喂奶前母、婴准备。

3）哺乳中问题处理。

4）喂奶结束工作。

（3）操作要求

1）物品准备齐全。

2）喂奶前母、婴准备完整。

3）问题处理正确。

2. 评分表

试题代码及名称				1.2.7　喂奶时的注意事项	考核时间					5 min	
评价要素	配分	等级		评分细则	评定等级					得分	
					A	B	C	D	E		
1	物品准备：乳房模型、小毛巾、脸盆、热水瓶、新生儿模型	2	A	完全正确						
			B	—						
			C	错1点						
			D	错2点						
			E	差或未答题						
2	喂奶前母、婴准备：换尿布、洗手、清洁乳头	3	A	完全正确						
			B	—						
			C	少1项						
			D	少2项						
			E	差或未答题						

续表

试题代码及名称			1.2.7　喂奶时的注意事项		考核时间	5 min
评价要素	配分	等级	评分细则	评定等级		得分
				A B C D E		
3　哺乳中问题处理（婴儿睡着、乳母溢奶）：刺激婴儿吮奶，乳头上折按压	3	A	完全正确			
		B	—			
		C	基本正确			
		D	错 1 项			
		E	差或未答题			
4　喂奶结束工作：正确排出空气	7	A	正确			
		B	—			
		C	—			
		D	—			
		E	差或未答题			
合计配分	15		合计得分			

等级	A（优）	B（良）	C（及格）	D（较差）	E（差或未答题）
比值	1.0	0.8	0.6	0.2	0

"评价要素"得分＝配分×等级比值。

十、产后体操指导（试题代码：1.2.8；考核时间：5 min）

1. 试题单

（1）操作条件

1）体操垫一块。

2）枕头一个。

（2）操作内容

1）物品准备。

2）个人准备。

3）体操演示。

（3）操作要求

1）物品准备齐全。

2）个人准备完整。

3）体操操作规范。

2. 评分表

试题代码及名称			1.2.8　产后体操指导			考核时间				5 min
评价要素	配分	等级	评分细则		评定等级					得分
					A	B	C	D	E	
1	物品准备齐全：体操垫、枕头	2	A	齐全						
			B	—						
			C	—						
			D	缺1项						
			E	差或未答题						
2	个人准备（有伤口者、伤愈者）；环境卫生，个人卫生，适时进行	3	A	完整						
			B	少1点						
			C	少2点						
			D	少3点						
			E	未答题						
3	操作规范：呼吸运动，举腿运动，挺腹运动，缩肛运动，仰卧运动	10	A	操作规范						
			B	基本规范						
			C	错二节						
			D	错三节						
			E	差或未答题						
合计配分	15		合计得分							

等级	A（优）	B（良）	C（及格）	D（较差）	E（差或未答题）
比值	1.0	0.8	0.6	0.2	0

"评价要素"得分=配分×等级比值。

十一、床上擦洁（试题代码：1.2.9；考核时间：5 min）

1. 试题单

（1）操作条件

1）床及床垫一套。

2）塑料水桶或脸盆。

3）毛巾两条。

4）热水瓶一个。

5）水温计一个。

6）女性模型一个。

（2）操作内容

1）物品准备。

2）演示擦洁。

（3）操作要求

1）物品准备齐全。

2）操作擦洁规范。

2. 评分表

试题代码及名称			1.2.9　床上擦洁		考核时间					5 min
评价要素	配分	等级	评分细则		评定等级					得分
					A	B	C	D	E	
1　物品准备齐全：床、床垫、塑料水桶（脸盆）、毛巾、热水瓶、水温计、女性模型	6	A	齐全							
		B	缺 1 项							
		C	缺 2 项							
		D	缺 3 项							
		E	差或未答题							

续表

试题代码及名称			1.2.9 床上擦洁			考核时间			5 min
评价要素	配分	等级	评分细则	评定等级					得分
				A	B	C	D	E	
2 操作擦洁规范：保暖，水温 40～45℃，脸→耳→颈→前胸→后背→腹部→四肢	9	A	准确规范熟练						
		B	操作欠熟练						
		C	错 1 项						
		D	错 2 项						
		E	差或未答题						
合计配分	15		合计得分						

等级	A（优）	B（良）	C（及格）	D（较差）	E（差或未答题）
比值	1.0	0.8	0.6	0.2	0

"评价要素"得分＝配分×等级比值。

十二、卧床时更换衣服、床单（试题代码：1.2.10；考核时间：5 min）

1. 试题单

（1）操作条件

1）床及床垫一套，床上已铺一条床单。

2）床单一条。

3）待更换衣裤一套。

4）女性模型一个（已着衣裤）。

5）室温计一个。

（2）操作内容

1）物品准备。

2）更换床单一条。

（3）操作要求

1）物品准备齐全。

2）更换衣裤、床单操作规范。

2. 评分表

试题代码及名称			1.2.10 卧床时更换衣服、床单							考核时间		5 min
评价要素	配分	等级	评分细则	评定等级						得分		
				A	B	C	D	E				
1 物品准备齐全：床、床垫、床单、待更换衣裤、女性模型（已着衣裤）、室温计	6	A	物品准备齐全								
		B	—								
		C	缺 1 项								
		D	缺 2 项								
		E	差或未答题								
2 更换衣裤、床单操作规范：室温 28℃，先换衣裤后换床单，床单平整	9	A	操作规范熟练								
		B	操作欠熟练								
		C	错 1 项								
		D	错 2 项								
		E	差或未答题								
合计配分	15		合计得分								

等级	A（优）	B（良）	C（及格）	D（较差）	E（差或未答题）
比值	1.0	0.8	0.6	0.2	0

"评价要素" 得分＝配分×等级比值。

◇◇ 婴儿的生活护理与意外事故预防、急救 ◇◇

一、为新生儿沐浴（脐带未脱）（试题代码：2.1.2；考核时间：5 min）

1. 试题单

（1）操作条件

1）浴盆。

2）浴巾两条。

3）毛巾两条。

4）婴儿皂（或沐浴露）。

5）替换衣裤。

6）尿布。

7）75％酒精、消毒棉签。

8）护臀膏。

9）爽身粉。

10）冷、热水。

11）仿真娃娃一个。

（2）操作内容

1）物品准备。

2）沐浴水准备。

3）为婴儿沐浴。

（3）操作要求

1）物品准备齐全。

2）正确备水。

3）沐浴操作规范。

2. 评分表

试题代码及名称			2.1.2　为新生儿沐浴（脐带未脱）						考核时间		5 min
评价要素	配分	等级	评分细则	评定等级							得分
				A	B	C	D	E			
1　物品准备齐全：浴盆、浴巾、毛巾、婴儿皂（沐浴露）、替换衣裤、尿布、75％酒精、消毒棉签、护臀膏、爽身粉、冷（热）水、仿真娃娃	5	A	物品齐全							
		B	少2种以下							
		C	少4种以下							
		D	少5种							
		E	差或未答题							

试题代码及名称				2.1.2　为新生儿沐浴（脐带未脱）		考核时间				5 min
评价要素		配分	等级	评分细则	评定等级					得分
					A	B	C	D	E	
2	备水正确：先放冷水后放热水	4	A	方法完全正确						
			B	—						
			C	—						
			D	缺试温						
			E	差或未答题						
3	沐浴操作规范：动作轻柔，语言温和，顺序先上后下、先前后背	6	A	完全符合操作规范						
			B	动作欠规范						
			C	错 3 点（顺序错）						
			D	姿势错						
			E	差或未答题						
合计配分		15		合计得分						

等级	A（优）	B（良）	C（及格）	D（较差）	E（差或未答题）
比值	1.0	0.8	0.6	0.2	0

"评价要素"得分＝配分×等级比值。

二、为婴儿更换衣服、尿布（试题代码：2.1.3；考核时间：5 min）

1. 试题单

（1）操作条件

1）上衣数件（套衫、前开衫、棉制品上衣、化纤品上衣、单衣、厚衣等）。

2）各款式裤子数条（背带裤、松紧带裤、系带裤）。

3）尿布数块（有系带尿布、三角尿布、纸尿布、塑料尿垫、松紧带尿布）。

4）仿真娃娃一个。

（2）操作内容

1）选择衣裤、尿布。

2）为婴儿更衣。

3）为婴儿换尿布。

（3）操作要求

1）正确选择衣裤、尿布。

2）正确为婴儿更衣。

3）正确为婴儿换尿布。

2. 评分表

试题代码及名称			2.1.3 为婴儿更换衣服、尿布				考核时间		5 min	
评价要素	配分	等级	评分细则	评定等级					得分	
				A	B	C	D	E		
1 衣裤、尿布选择正确：符合季节、全面、淡色、前开襟、背带裤、有带尿布、纸尿片	4	A	完全正确							
		B	少1项							
		C	少2项							
		D	少3～4项							
		E	差或未答题							
2 穿衣顺序正确：先上衣后裤子，动作轻柔，保护四肢	6	A	完全正确							
		B	—							
		C	1点欠完整							
		D	错1点							
		E	差或未答题							
3 换尿布方法正确：不损伤皮肤、脐部	5	A	完全正确							
		B	—							
		C	欠完整							
		D	错1点							
		E	差或未答题							
合计配分	15		合计得分							

等级	A（优）	B（良）	C（及格）	D（较差）	E（差或未答题）
比值	1.0	0.8	0.6	0.2	0

"评价要素"得分＝配分×等级比值。

三、为婴儿测肛温（试题代码：2.1.4；考核时间：5 min）

1. 试题单

（1）操作条件

1）肛表、口表各一支。

2）润滑油。

3）干棉球。

4）仿真娃娃一个。

（2）操作内容

1）物品准备。

2）测肛温。

（3）操作要求

1）物品准备齐全。

2）操作步骤正确。

3）读数正确。

4）婴儿体位正确。

2. 评分表

试题代码及名称			2.1.4　为婴儿测肛温		考核时间				5 min
评价要素	配分	等级	评分细则		评定等级				得分
					A	B	C	D	E
1　物品准备齐全：体温表（肛表和口表）、润滑油、干棉球、仿真娃娃	3	A	完全齐全						
		B	—						
		C	—						
		D	少1种						
		E	差或未答题						

续表

	试题代码及名称			2.1.4　为婴儿测肛温		考核时间				5 min	
	评价要素	配分	等级	评分细则	评定等级					得分
					A	B	C	D	E	
2	操作正确、过程完整	5	A	完全正确						
			B	—						
			C	少2点						
			D	少3~5点						
			E	差或未答题						
3	读数准确	4	A	正确						
			B	—						
			C	—						
			D	—						
			E	差或未答题						
4	婴儿体位正确：安全、稳定	3	A	完全正确						
			B	—						
			C	—						
			D	少1种						
			E	差或未答题						
	合计配分	15		合计得分						

等级	A（优）	B（良）	C（及格）	D（较差）	E（差或未答题）
比值	1.0	0.8	0.6	0.2	0

"评价要素"得分＝配分×等级比值。

四、给婴儿服 5 mL 药水（试题代码：2.1.5；考核时间：5 min）

1. 试题单

（1）操作条件

1）内服、外用药（各种期限药品）。

2）匙、杯、药杯（有刻度）。

3）围嘴一个。

4）仿真娃娃一个。

5）温开水。

（2）操作内容

1）物品准备。

2）喂药操作。

3）喂药后注意点。

（3）操作要求

1）物品准备齐全。

2）操作步骤正确。

3）喂药姿势正确。

4）喂药后注意点。

2. 评分表

试题代码及名称			2.1.5　给婴儿服 5 mL 药水		考核时间		5 min	
评价要素	配分	等级	评分细则	评定等级				得分
				A	B	C	D	E
1　物品准备齐全：匙、杯、药杯（有刻度的）、药水、围嘴、温开水、仿真娃娃	3	A	完全备齐					
		B	少 1 种					
		C	少 2 种					
		D	少 3～4 种					
		E	差或未答题					
2　操作步骤正确：取用药无误	5	A	完全正确					
		B	—					
		C	少 1 点					
		D	少 2 点					
		E	差或未答题					

续表

试题代码及名称			2.1.5　给婴儿服 5 mL 药水			考核时间				5 min
评价要素	配分	等级	评分细则			评定等级				得分
				A	B	C	D	E		
3 喂药姿势正确	4	A	完全正确							
		B	—							
		C	少 1 点							
		D	少 2 点							
		E	差或未答题							
4 注意点：喂药时、喂药后	3	A	正确							
		B	—							
		C	—							
		D	少 1 点							
		E	差或未答题							
合计配分	15		合计得分							

等级	A（优）	B（良）	C（及格）	D（较差）	E（差或未答题）
比值	1.0	0.8	0.6	0.2	0

"评价要素"得分＝配分×等级比值。

五、食具、毛巾、尿布消毒（试题代码：2.1.6；考核时间：5 min）

1. 试题单

（1）操作条件

1）食具、奶具。

2）毛巾。

3）尿布。

4）锅子、镊子、抹布、刷子。

（2）操作内容

1）物品准备。

2) 消毒食具（奶具）、尿布、毛巾。

（3）操作要求

1) 物品准备齐全。

2) 正确消毒食具。

3) 正确消毒尿布。

4) 正确消毒毛巾。

2. 评分表

试题代码及名称			2.1.6　食具、毛巾、尿布消毒		考核时间					5 min
评价要素	配分	等级	评分细则		评定等级					得分
					A	B	C	D	E	
1　物品准备齐全：奶瓶、奶嘴、碗、杯、匙、锅子、镊子、抹布、刷子	3	A	物品齐全							
		B	少2种							
		C	少4种							
		D	少6种							
		E	差或未答题							
2　正确消毒食具：先清洗后消毒	4	A	完全正确							
		B	少1点							
		C	少2点							
		D	少3点以上							
		E	差或未答题							
3　正确消毒尿布：正确洗净尿布，定期消毒	4	A	完全正确							
		B	少1点							
		C	少2点							
		D	少3点							
		E	差或未答题							

试题代码及名称			2.1.6 食具、毛巾、尿布消毒		考核时间				5 min
评价要素	配分	等级	评分细则	评定等级					得分
				A	B	C	D	E	
4 正确消毒毛巾：先清洗后消毒	4	A	完全正确						
		B	—						
		C	少1点						
		D	少2点						
		E	差或未答题						
合计配分	15		合计得分						

等级	A（优）	B（良）	C（及格）	D（较差）	E（差或未答题）
比值	1.0	0.8	0.6	0.2	0

"评价要素"得分＝配分×等级比值。

六、为婴儿测腋下体温（试题代码：2.1.7；考核时间：5 min）

1. 试题单

（1）操作条件

1）体温表。

2）75%酒精棉球。

3）干毛巾一条。

4）纱布若干。

5）娃娃模型一个。

（2）操作内容

1）物品准备。

2）为婴儿测腋下体温。

3）读数结果。

（3）操作要求

1）物品准备齐全。

2）为婴儿测腋下体温操作准确。

3）读数正确。

2. 评分表

试题代码及名称			2.1.7　为婴儿测腋下体温	考核时间					5 min	
评价要素	配分	等级	评分细则	评定等级					得分	
				A	B	C	D	E		
1	物品准备齐全：体温表、75%酒精棉球、干毛巾、纱布、娃娃模型	4	A	准备齐全						
			B	—						
			C	少1种（体温表除外）						
			D	少2种（体温表除外）						
			E	差或未答题						
2	测腋下体温操作正确：过程完整、安全、稳定	6	A	规范操作						
			B	—						
			C	少2种						
			D	少3种						
			E	差或未答题						
3	读数正确	5	A	正确						
			B	—						
			C	—						
			D	—						
			E	差或未答题						
合计配分	15		合计得分							

等级	A（优）	B（良）	C（及格）	D（较差）	E（差或未答题）
比值	1.0	0.8	0.6	0.2	0

"评价要素"得分＝配分×等级比值。

七、为婴儿滴眼药水、涂眼药膏（试题代码：2.1.8；考核时间：5 min）

1. 试题单

（1）操作条件

1）消毒纱布（棉球）。

2）消毒棉签。

3）生理盐水（或温开水）。

4）各种期效的眼药水，眼药膏若干。

5）肥皂一盒。

（2）操作内容

1）物品准备。

2）滴眼药水、涂眼药膏操作。

3）婴儿体位。

4）注意点。

（3）操作要求

1）物品准备齐全。

2）滴眼药水、涂眼药膏操作正确、规范。

3）婴儿体位正确。

4）滴眼药水、涂眼药膏注意点。

2. 评分表

试题代码及名称			2.1.8　为婴儿滴眼药水、涂眼药膏		考核时间				5 min
评价要素	配分	等级	评分细则	评定等级					得分
				A	B	C	D	E	
1　物品准备齐全：消毒纱布（棉球）、消毒棉签、生理盐水（或温开水）、各种期效的眼药水和眼药膏、肥皂	3	A	齐全						
		B	—						
		C	少1种物品（除药）						
		D	少2种物品或少1种药						
		E	差或未答题						

续表

试题代码及名称				2.1.8　为婴儿滴眼药水、涂眼药膏	考核时间					5 min
评价要素		配分	等级	评分细则	评定等级					得分
					A	B	C	D	E	
2	滴眼药水方法正确	3	A	操作规范、动作熟练						
			B	基本操作规范						
			C	有 2 点不完整，操作不熟练						
			D	3～5 点不完整						
			E	差或未答题						
3	涂眼药膏方法正确	3	A	操作规范、动作熟练						
			B	基本操作规范						
			C	有 2 点不完整，操作不熟练						
			D	3～5 点不完整						
			E	差或未答题						
4	婴儿体位：仰卧	3	A	正确						
			B	—						
			C	—						
			D	—						
			E	差或未答题						
5	注意点：眼药水、眼药膏适当应用，安全	3	A	完全正确						
			B	错 1 点						
			C	错 2 点						
			D	错 3 点						
			E	未答题						
合计配分		15		合计得分						

等级	A（优）	B（良）	C（及格）	D（较差）	E（差或未答题）
比值	1.0	0.8	0.6	0.2	0

"评价要素"得分＝配分×等级比值。

八、为婴儿滴耳药（试题代码：2.1.9；考核时间：5 min）

1. 试题单

（1）操作条件

1）消毒棉签。

2）双氧水。

3）消毒棉球。

4）耳药（有效期内、外若干）。

（2）操作内容

1）物品准备。

2）滴耳药操作。

3）婴儿体位。

4）滴耳药注意点。

（3）操作要求

1）物品准备齐全。

2）操作步骤正确规范。

3）婴儿体位正确。

4）滴耳药注意点。

2. 评分表

试题代码及名称				2.1.9　为婴儿滴耳药	考核时间					5 min
评价要素	配分	等级		评分细则	评定等级					得分
					A	B	C	D	E	
1	物品准备齐全：消毒棉签、双氧水、消毒棉球、耳药	4	A	准备齐全						
			B	—						
			C	少1种						
			D	少2种						
			E	差或未答题						

续表

试题代码及名称				2.1.9 为婴儿滴耳药					考核时间		5 min
评价要素		配分	等级	评分细则	评定等级						得分
					A	B	C	D	E		
2	滴耳药方法正确，保证药液有效滴入耳内	7	A	动作熟练，完全规范操作							
			B	基本规范操作							
			C	错3点							
			D	错4～5点							
			E	差或未答题							
3	婴儿体位：患侧朝上	2	A	正确							
			B	—							
			C	—							
			D	—							
			E	差或未答题							
4	注意点：正确避免药液刺激神经	2	A	完全正确							
			B	—							
			C	—							
			D	加温方法错							
			E	差或未答题							
合计配分		15		合计得分							

等级	A（优）	B（良）	C（及格）	D（较差）	E（差或未答题）
比值	1.0	0.8	0.6	0.2	0

"评价要素"得分＝配分×等级比值。

九、为婴儿滴鼻药（试题代码：2.1.10；考核时间：5 min）

1. 试题单

（1）操作条件

1）消毒棉签。

2）生理盐水（或温开水）。

3）纸巾。

4）滴鼻药（有效期内、外若干）。

（2）操作内容

1）物品准备。

2）滴鼻药操作。

3）婴儿体位。

4）注意点。

（3）操作要求

1）物品准备齐全。

2）操作步骤正确、规范。

3）婴儿体位正确。

4）滴鼻药注意点。

2. 评分表

试题代码及名称			2.1.10　为婴儿滴鼻药		考核时间				5 min
评价要素	配分	等级	评分细则	评定等级					得分
				A	B	C	D	E	
1	物品准备齐全：消毒棉签、生理盐水（或温开水）、纸巾、滴鼻药	4	A	准备齐全					
			B	—					
			C	少1种					
			D	少2种					
			E	差或未答题					
2	滴鼻药方法正确，保证药液有效滴入鼻腔	6	A	动作熟练、完全正确					
			B	基本规范操作					
			C	操作生疏，3点不完整					
			D	4～6点不完整					
			E	差或未答题					

续表

试题代码及名称				2.1.10 为婴儿滴鼻药	考核时间					5 min
评价要素	配分	等级		评分细则	评定等级					得分
					A	B	C	D	E	
3	婴儿体位：鼻孔朝上	3	A	完全正确						
			B	—						
			C	—						
			D	—						
			E	差或未答题						
4	注意点：药液滴入安全有效	2	A	正确						
			B	—						
			C	—						
			D	—						
			E	差或未答题						
合计配分	15			合计得分						

等级	A（优）	B（良）	C（及格）	D（较差）	E（差或未答题）
比值	1.0	0.8	0.6	0.2	0

"评价要素"得分＝配分×等级比值。

十、玩具与便盆清洁消毒（试题代码：2.1.11；考核时间：5 min）

1. 试题单

（1）操作条件

1）各类材质玩具（塑料、木制、泡沫海绵、布艺、长毛绒、纸质）若干。

2）便盆。

3）厕刷一把。

4）消毒药水一瓶。

5）抹布一块。

6）肥皂一块。

（2）操作内容

1）物品准备。

2）便盆及各类材质玩具清洁消毒操作。

（3）操作要求

1）物品准备齐全。

2）便盆和各类材质玩具清洁、消毒正确规范。

2. 评分表

试题代码及名称			2.1.11 玩具与便盆清洁消毒		考核时间					5 min
评价要素	配分	等级	评分细则		评定等级					得分
					A	B	C	D	E	
1 物品准备齐全：各种类型的玩具、便盆、厕刷、消毒药水、抹布、肥皂	3	A	齐全							
		B	少1～3种							
		C	少4～6种							
		D	少7～8种							
		E	差或未答题							
2 塑料玩具规范清洁消毒：皂液浸泡擦洗	2	A	完全规范操作							
		B	—							
		C	基本规范操作							
		D	2点不完整							
		E	差或未答题							
3 木制玩具规范清洁消毒：皂液擦洗	2	A	完全规范操作							
		B	—							
		C	基本规范操作							
		D	2点不完整							
		E	差或未答题							

续表

试题代码及名称				2.1.11　玩具与便盆清洁消毒		考核时间				5 min
评价要素		配分	等级	评分细则	评定等级					得分
					A	B	C	D	E	
4	泡沫海绵玩具规范清洁消毒：皂液刷洗	2	A	完全规范操作						
			B	—						
			C	基本规范操作						
			D	2点不完整						
			E	差或未答题						
5	布艺及长毛绒玩具规范清洁消毒：肥皂液洗涤	2	A	完全规范操作						
			B	—						
			C	基本规范操作						
			D	2点不完整						
			E	差或未答题						
6	纸质图书、图片规范清洁消毒：暴晒	2	A	完全正确						
			B	—						
			C	—						
			D	错1点						
			E	差或未答题						
7	便盆刷洗	2	A	完全规范操作						
			B	—						
			C	基本规范操作						
			D	2点不完整						
			E	差或未答题						
合计配分		15		合计得分						

等级	A（优）	B（良）	C（及格）	D（较差）	E（差或未答题）
比值	1.0	0.8	0.6	0.2	0

"评价要素"得分＝配分×等级比值。

十一、婴儿大便观察护理（试题代码：2.1.12；考核时间：5 min）

1. 试题单

（1）操作条件

不同性质大便的图片（水样便、绿便、蛋花汤样便、果酱样便、稀便）。

（2）操作内容

1）鉴别不同性质大便。

2）不同性质大便婴儿的护理。

（3）操作要求

1）正确鉴别不同性质大便。

2）正确护理各种不同性质大便的婴儿。

2. 评分表

试题代码及名称			2.1.12 婴儿大便观察护理		考核时间				5 min
评价要素	配分	等级	评分细则	评定等级					得分
				A	B	C	D	E	
1 正确辨别不同性质的大便：水样便、绿便、蛋花汤样便、果酱样便、稀便	5	A	完全正确						
		B	错1种						
		C	错2种						
		D	错3种						
		E	差或未答题						
2 正确护理：对症	10	A	完全正确						
		B	少1点						
		C	少2点						
		D	少3点						
		E	差或未答题						
合计配分	15		合计得分						

等级	A（优）	B（良）	C（及格）	D（较差）	E（差或未答题）
比值	1.0	0.8	0.6	0.2	0

"评价要素"得分＝配分×等级比值。

十二、高热婴儿护理（试题代码：2.1.13；考核时间：5 min）

1. 试题单

（1）操作条件

1）30％酒精。

2）纱布。

3）冰袋。

4）热水袋。

5）冰块。

6）冰水（冷水）。

7）包布。

（2）操作内容

1）物品准备。

2）酒精擦浴。

3）冰袋降温。

4）注意点。

（3）操作要求

1）物品准备齐全。

2）正确规范操作酒精擦浴。

3）正确规范操作冰袋降温。

4）护理的注意点。

2. 评分表

试题代码及名称			2.1.13　高热婴儿护理		考核时间			5 min	
评价要素	配分	等级	评分细则	评定等级					得分
				A	B	C	D	E	
1　物品准备齐全：30％酒精、纱布、冰袋、热水袋、冰块、冰水（冷水）、包布	2	A	齐全						
		B	少2种						
		C	少3种						
		D	少4～5种						
		E	差或未答题						
2　规范操作酒精擦浴：上肢→后背→下肢	6	A	完全正确						
		B	一侧顺序不完整						
		C	两侧顺序不完整						
		D	只对一侧						
		E	差或未答题						
3　规范操作冰袋降温：冰袋装备、冷敷部位安全	4	A	完全正确						
		B	1点略不完整						
		C	2点均不完整						
		D	少1点						
		E	差或未答题						
4　注意点：避免意外，发生异常及时处理	3	A	完全正确						
		B	少2点						
		C	少3点						
		D	少4种						
		E	未答题						
合计配分	15		合计得分						

等级	A（优）	B（良）	C（及格）	D（较差）	E（差或未答题）
比值	1.0	0.8	0.6	0.2	0

"评价要素"得分＝配分×等级比值。

十三、烫伤的预防和处理 (试题代码：2.2.2；考核时间：5 min)

1. 试题单

(1) 操作条件

1) 脸盆。

2) 冷水。

3) 毛巾。

4) 冰饮料、烫伤膏。

5) 仿真娃娃一个。

(2) 操作内容

1) 物品准备。

2) 预防措施。

3) 正确处理。

(3) 操作要求

1) 物品准备齐全。

2) 讲出3种预防措施。

3) 正确处理烫伤。

2. 评分表

试题代码及名称			2.2.2 烫伤的预防和处理		考核时间				5 min
评价要素	配分	等级	评分细则	评定等级					得分
				A	B	C	D	E	
1 物品准备齐全：脸盆、冷水、毛巾、冰饮料、烫伤膏、仿真娃娃	3	A	准备齐全						
		B	—						
		C	—						
		D	不全						
		E	差或未答题						
2 能讲出3种预防措施	6	A	3种讲全						
		B	—						
		C	少1种						
		D	少2种						
		E	差或未答题						

续表

试题代码及名称			2.2.2 烫伤的预防和处理				考核时间		5 min	
评价要素	配分	等级	评分细则	\multicolumn{5}{c|}{评定等级}					得分
				A	B	C	D	E	
3　会正确处理：降温，用药，起疱，衣服粘连，保护皮肤	6	A	完全正确						
		B	5点中少1点						
		C	5点中少2点						
		D	5点中少3～4点						
		E	差或未答题						
合计配分	15		合计得分						

等级	A（优）	B（良）	C（及格）	D（较差）	E（差或未答题）
比值	1.0	0.8	0.6	0.2	0

"评价要素"得分＝配分×等级比值。

十四、窒息的预防和急救（试题代码：2.2.3；考核时间：5 min）

1. 试题单

（1）操作条件

1）仿真娃娃一个。

2）小毛巾一条。

（2）操作内容

1）预防措施。

2）急救。

（3）操作要求

1）3种预防措施。

2）急救方法正确。

2. 评分表

试题代码及名称				2.2.3　窒息的预防和急救	考核时间					5 min
评价要素	配分	等级	评分细则		评定等级					得分
					A	B	C	D	E	
1　能讲出 3 种预防措施	7	A	3 种全							
		B	—							
		C	少 1 种							
		D	少 2 种							
		E	差或未答题							
2　急救正确：异物入气管，面部遮盖物	8	A	完全正确							
		B	少 1 点							
		C	少 2 点							
		D	少 3 点							
		E	差或未答题							
合计配分	15		合计得分							

等级	A（优）	B（良）	C（及格）	D（较差）	E（差或未答题）
比值	1.0	0.8	0.6	0.2	0

"评价要素"得分＝配分×等级比值。

营养与防病

一、制作蛋黄泥、鱼泥（试题代码：3.1.2；考核时间：5 min）

1. 试题单

（1）操作条件

1）生鱼、生蛋。

2）小碗、匙数个，筷子一双。

3）砧板、小刀。

4）托盘。

（2）操作内容

1）物品准备。

2）做蛋黄泥、鱼泥。

3）质量合格。

（3）操作要求

1）物品准备齐全。

2）操作步骤正确。

3）质量符合要求。

2. 评分表

试题代码及名称			3.1.2 制作蛋黄泥、鱼泥		考核时间				5 min
评价要素	配分	等级	评分细则	评定等级					得分
				A	B	C	D	E	
1 物品准备齐全：生鱼、生蛋、小碗和匙数个、筷子一双、砧板、小刀、托盘	3	A	完全齐全						
		B	—						
		C	少1种						
		D	少2种						
		E	差或未答题						
2 操作步骤正确（蛋黄泥）：蛋煮熟，符合卫生	4	A	完全正确						
		B	少1点						
		C	少2点						
		D	少3点						
		E	差或未答题						

续表

试题代码及名称				3.1.2　制作蛋黄泥、鱼泥	考核时间					5 min
评价要素		配分	等级	评分细则	评定等级					得分
					A	B	C	D	E	
3	操作步骤正确（鱼泥）；鱼煮熟，符合卫生	4	A	完全正确						
			B	少 1 点						
			C	少 2 点						
			D	少 3 点						
			E	差或未答题						
4	质量合格：泥状	4	A	完全合格						
			B	—						
			C	1 种合格，另 1 种欠缺						
			D	1 种尚可，另 1 种不合格						
			E	差或未答题						
合计配分		15		合计得分						

等级	A（优）	B（良）	C（及格）	D（较差）	E（差或未答题）
比值	1.0	0.8	0.6	0.2	0

"评价要素"得分＝配分×等级比值。

二、为婴儿做肝泥菜粥（试题代码：3.1.3；考核时间：5 min）

1. 试题单

（1）操作条件

1）砧板、刀、碗、匙、锅、锅铲、炒锅。

2）肝脏（生、熟）、绿叶菜、淀粉、料酒、大米。

3）托盘。

（2）操作内容

1）物品准备。

2）做肝泥菜粥。

（3）操作要求

1）物品准备齐全。

2）制作步骤正确。

2. 评分表

试题代码及名称			3.1.3 为婴儿做肝泥菜粥						考核时间		5 min
评价要素	配分	等级	评分细则	评定等级							得分
				A	B	C	D	E			
1 物品准备齐全：砧板、刀、碗、匙、锅、锅铲、炒锅、肝脏（生、熟）、绿叶菜、淀粉、料酒、大米、托盘	7	A	物品齐全								
		B	少3种								
		C	少4种								
		D	少5种								
		E	差或未答题								
2 操作步骤正确：煮粥→肝泥→蔬菜，烹调	8	A	完全符合要求								
		B	基本符合要求								
		C	错1～2点								
		D	错3点								
		E	差或未答题								
合计配分	15		合计得分								

等级	A（优）	B（良）	C（及格）	D（较差）	E（差或未答题）
比值	1.0	0.8	0.6	0.2	0

"评价要素"得分＝配分×等级比值。

三、给婴儿喂配方奶（试题代码：3.1.4；考核时间：5 min）

1. 试题单

（1）操作条件

1）奶瓶。

2）奶嘴若干。

3）已配好的奶若干。

4）围嘴。

5）椅子。

6）垫脚（木块、小凳均可）。

7）消毒锅一个。

8）镊子。

（2）操作内容

1）物品准备。

2）喂奶前准备。

3）喂奶操作。

4）喂奶姿势。

（3）操作要求

1）物品准备齐全。

2）喂奶前准备正确。

3）喂奶姿势正确。

4）正确喂奶。

2. 评分表

试题代码及名称			3.1.4 给婴儿喂配方奶		考核时间				5 min
评价要素	配分	等级	评分细则	评定等级					得分
				A	B	C	D	E	
1 物品准备齐全：奶瓶、奶嘴、已配好的奶、围嘴、椅子、垫脚、消毒锅、镊子	3	A	物品齐全						
		B	少1种						
		C	少2~3种						
		D	少4种						
		E	差或未答题						

续表

试题代码及名称			3.1.4 给婴儿喂配方奶		考核时间			5 min
评价要素	配分	等级	评分细则	评定等级				得分
				A	B	C	D	E
2 喂奶前准备：卫生，备奶	3	A	完全正确					
		B	—					
		C	基本正确					
		D	2点正确					
		E	差或未答题					
3 喂奶姿势正确舒适	3	A	正确					
		B	—					
		C	—					
		D	—					
		E	差或未答题					
4 正确喂奶：婴儿舒适，避免空气吸入等	6	A	完全正确					
		B	基本正确					
		C	少3点					
		D	少4点					
		E	差或未答题					
合计配分	15		合计得分					

等级	A（优）	B（良）	C（及格）	D（较差）	E（差或未答题）
比值	1.0	0.8	0.6	0.2	0

"评价要素"得分＝配分×等级比值。

四、小儿佝偻病的预防和护理（试题代码：3.2.2；考核时间：5 min）

1. 试题单

（1）操作条件

1）各种荤菜、蔬菜模型（或图片）。

2）各种水果模型（或图片）。

（2）操作内容

1）正确护理佝偻病患儿。

2）预防佝偻病的方法。

（3）操作要求

1）能正确护理佝偻病患儿。

2）预防佝偻病的方法正确。

2. 评分表

试题代码及名称				3.2.2 小儿佝偻病的预防和护理	考核时间				5 min
评价要素		配分	等级	评分细则	评定等级				得分
					A	B	C	D	E
1	护理佝偻病患儿的方法正确（口述＋操作）：从模型（或图片）中找出适合的食物	7	A	完全正确					
			B	少1种					
			C	少2种					
			D	少3种					
			E	差或未答题					
2	预防方法正确（口述）	8	A	完全正确					
			B	—					
			C	少1种					
			D	少2种					
			E	差或未答题					
合计配分		15		合计得分					

等级	A（优）	B（良）	C（及格）	D（较差）	E（差或未答题）
比值	1.0	0.8	0.6	0.2	0

"评价要素"得分＝配分×等级比值。

五、小儿缺铁性贫血的预防和护理（试题代码：3.2.3；考核时间：5 min）

1. 试题单

（1）操作条件

1）各种荤菜模型（或图片）。

2）各种蔬菜模型（或图片）。

3）各种水果模型（或图片）。

（2）操作内容

1）正确护理贫血患儿。

2）预防小儿缺铁性贫血的方法。

（3）操作要求

1）能正确护理缺铁性贫血患儿。

2）预防缺铁性贫血的方法正确。

2. 评分表

试题代码及名称			3.2.3　小儿缺铁性贫血的预防和护理		考核时间				5 min
评价要素	配分	等级	评分细则	评定等级					得分
				A	B	C	D	E	
1　护理缺铁性贫血患儿的方法正确（口述＋操作）：从模型（或图片）中找出适合的食物	7	A	完全正确						
		B	少1种						
		C	少2种						
		D	少3种						
		E	差或未答题						
2　预防方法正确（口述）	8	A	完全正确						
		B	—						
		C	少1种						
		D	少2种						
		E	差或未答题						
合计配分	15		合计得分						

等级	A（优）	B（良）	C（及格）	D（较差）	E（差或未答题）
比值	1.0	0.8	0.6	0.2	0

"评价要素"得分＝配分×等级比值。

六、湿疹婴儿护理（试题代码：3.2.4；考核时间：5 min）

1. 试题单

（1）操作条件

1）热水。

2）温水。

3）护肤品。

4）肥皂。

5）化纤衣物若干。

6）全棉衣物若干。

7）荤菜模型或图片（鱼、虾、蛋、牛奶）。

8）各种蔬菜模型或图片。

9）宠物、护肤品、花等模型或图片。

（2）操作内容

1）湿疹婴儿的护理。

2）寻找过敏源。

（3）操作要求

1）正确护理湿疹婴儿（口述＋操作）。

2）找出5种常见过敏源（口述＋操作）。

2. 评分表

试题代码及名称			3.2.4　湿疹婴儿护理		考核时间				5 min
评价要素	配分	等级	评分细则	评定等级					得分
				A	B	C	D	E	
1　正确护理（口述）：生活照料，用药	10	A	物品齐全						
		B	少1点						
		C	少2点						
		D	少3～4点						
		E	差或未答题						

试题代码及名称			3.2.4　湿疹婴儿护理		考核时间				5 min
评价要素	配分	等级	评分细则	评定等级					得分
				A	B	C	D	E	
2　找出常见的过敏源 5 种（模型或图片），结合口述	5	A	完全正确						
		B	少 1 种						
		C	少 2 种						
		D	少 3 种						
		E	差或未答题						
合计配分	15		合计得分						

等级	A（优）	B（良）	C（及格）	D（较差）	E（差或未答题）
比值	1.0	0.8	0.6	0.2	0

"评价要素"得分＝配分×等级比值。

七、婴儿便秘的预防和护理（试题代码：3.2.5；考核时间：5 min）

1. 试题单

（1）操作条件

1）温开水。

2）肥皂。

3）棉签。

4）开塞露。

（2）操作内容

1）物品准备。

2）便秘护理。

3）便秘预防。

（3）操作要求

1）物品准备齐全。

2）正确护理便秘婴儿。

3）预防措施正确。

2. 评分表

试题代码及名称			3.2.5 婴儿便秘的预防和护理		考核时间				5 min
评价要素	配分	等级	评分细则	评定等级					得分
				A	B	C	D	E	
1 物品准备：温开水、肥皂、棉签、开塞露	3	A	完全正确						
		B	少1种						
		C	少2种						
		D	少3种						
		E	差或未答题						
2 便秘护理：按摩、通便、找病因等	6	A	完全正确						
		B	少1点						
		C	少2~3点						
		D	少4点						
		E	差或未答题						
3 便秘预防：良好生活习惯，疾病治疗等	6	A	完全正确						
		B	少1点						
		C	少2点						
		D	少3点						
		E	差或未答题						
合计配分	15		合计得分						

等级	A（优）	B（良）	C（及格）	D（较差）	E（差或未答题）
比值	1.0	0.8	0.6	0.2	0

"评价要素"得分＝配分×等级比值。

小儿神经精神发育与体格锻炼

一、教婴儿学习爬（试题代码：4.1.2；考核时间：5 min）

1. 试题单

（1）操作条件

1）外套、内衣各一套。

2）长阔带一条。

3）仿真娃娃一个。

4）玩具。

5）场地。

（2）操作内容

1）准备工作。

2）教婴儿爬行。

（3）操作要求

1）准备工作正确。

2）训练婴儿爬行方法正确。

2. 评分表

试题代码及名称			4.1.2 教婴儿学习爬		考核时间				5 min
评价要素	配分	等级	评分细则	评定等级					得分
				A	B	C	D	E	
1	准备工作正确：场地、玩具、长阔带、婴儿衣着、仿真娃娃	2	A	准备正确					
			B	—					
			C	少1点					
			D	少2点					
			E	差或未答题					
2	训练婴儿爬方法正确：应用游戏	2	A	完全正确					
			B	—					
			C	少1点					
			D	少2点					
			E	差或未答题					
合计配分	4		合计得分						

等级	A（优）	B（良）	C（及格）	D（较差）	E（差或未答题）
比值	1.0	0.8	0.6	0.2	0

"评价要素"得分＝配分×等级比值。

二、教婴儿学习翻身（试题代码：4.1.3；考核时间：5 min）

1. 试题单

（1）操作条件

1）小毯子。

2）婴儿外套、内衣。

3）仿真娃娃一个。

4）操作台。

5）玩具。

（2）操作内容

1）准备工作。

2）教婴儿翻身。

（3）操作要求

1）准备工作正确。

2）翻身训练方法正确。

3）训练注意点完整。

2. 评分表

试题代码及名称				4.1.3　教婴儿学习翻身	考核时间					5 min
评价要素	配分	等级	评分细则		评定等级					得分
					A	B	C	D	E	
1	准备工作正确：操作台、小毯子、玩具、仿真娃娃（已着衣裤）	1	A	准备符合要求						
			B	—						
			C	2点不完整或少1点						
			D	3点不完整						
			E	差或未答题						

续表

试题代码及名称			4.1.3　教婴儿学习翻身							考核时间		5 min
评价要素	配分	等级	评分细则	\multicolumn{5}{c}{评定等级}							得分
				A	B	C	D	E			

	评价要素	配分	等级	评分细则	A	B	C	D	E	得分
2	训练翻身方法正确：应用游戏	2	A	完全正确						
			B	—						
			C	方法基本正确，操作生疏						
			D	不会应用游戏，操作有误						
			E	差或未答题						
3	训练注意点完整：训练时间、何时训练	1	A	完整						
			B	—						
			C	基本完整						
			D	不够完整						
			E	差或未答题						
合计配分		4		合计得分						

等级	A（优）	B（良）	C（及格）	D（较差）	E（差或未答题）
比值	1.0	0.8	0.6	0.2	0

"评价要素"得分＝配分×等级比值。

三、教婴儿学习行走（试题代码：4.1.4；考核时间：5 min）

1. 试题单

（1）操作条件

1）外套、内衣各一套。

2）鞋若干双。

3）长阔带一条。

4）仿真娃娃一个。

5）玩具。

6）场地。

（2）操作内容

1）准备工作。

2）教婴儿行走。

（3）操作要求

1）准备工作正确。

2）训练婴儿行走方法正确。

2. 评分表

试题代码及名称				4.1.4 教婴儿学习行走	考核时间					5 min
评价要素	配分	等级		评分细则	评定等级					得分
					A	B	C	D	E	
1	准备工作正确：场地、玩具、长阔带、仿真娃娃（已穿着衣、裤、鞋）	2	A	准备正确						
			B	少1小点						
			C	少2小点						
			D	少3小点或1大点						
			E	差或未答题						
2	训练婴儿行走方法正确：扶走、独走	2	A	完全正确，顺序正确						
			B	—						
			C	方法少1种，顺序正确						
			D	方法少1种，顺序错						
			E	差或未答题						
合计配分	4			合计得分						

等级	A（优）	B（良）	C（及格）	D（较差）	E（差或未答题）
比值	1.0	0.8	0.6	0.2	0

"评价要素"得分＝配分×等级比值。

四、为婴儿抚触（试题代码：4.2.2；考核时间：5 min）

1. 试题单

（1）操作条件

1）操作台、软垫。

2）仿真娃娃一个。

3）润滑油。

（2）操作内容

1）操作前准备。

2）为婴儿抚触。

（3）操作要求

1）准备工作齐全。

2）操作规范。

2. 评分表

试题代码及名称			4.2.2　为婴儿抚触		考核时间				5 min
评价要素	配分	等级	评分细则		评定等级				得分
				A	B	C	D	E	
1　准备工作齐全：操作台、软垫、润滑油、仿真娃娃，操作者准备，婴儿准备，环境准备	3	A	齐全						
		B	少1点						
		C	少2点						
		D	少3点						
		E	差或未答题						
2　操作规范：动作轻柔、正确，熟练与婴儿互动	3	A	完全符合						
		B	尚规范，操节错1节						
		C	尚规范，操节错2节						
		D	不规范，动作生疏，操节错3节						
		E	差或未答题						
合计配分	6		合计得分						

等级	A（优）	B（良）	C（及格）	D（较差）	E（差或未答题）
比值	1.0	0.8	0.6	0.2	0

"评价要素"得分＝配分×等级比值。

五、带婴儿户外活动（晒太阳）（试题代码：4.2.3；考核时间：5 min）

1. 试题单

(1) 操作条件

1) 模拟户外场地。

2) 娃娃（穿衣、包尿布）。

3) 玩具。

4) 外套。

5) 帽子（冬帽、夏帽）。

6) 水、毯子、尿布。

(2) 操作内容

1) 物品准备。

2) 安全要求。

3) 户外早教。

4) 带婴儿晒太阳。

(3) 操作要求

1) 物品准备齐全。

2) 外出安全要求。

3) 早教内容全。

4) 带婴儿晒太阳方法正确。

2. 评分表

试题代码及名称				4.2.3　带婴儿户外活动（晒太阳）	考核时间				5 min
评价要素	配分	等级		评分细则	评定等级				得分
					A	B	C	D	E
1　物品准备齐全：场地、水、毯子、尿布、玩具，婴儿衣着适合季节	1	A		物品齐全					
		B		场地、水齐全，其他少1种					
		C		场地、水齐全，其他少2种					
		D		少场地、水的准备					
		E		差或未答题					

试题代码及名称				4.2.3　带婴儿户外活动（晒太阳）			考核时间			5 min
评价要素		配分	等级	评分细则	评定等级					得分
					A	B	C	D	E	
2	外出达到安全要求全，防婴儿发生意外事故	1	A	达到安全要求						
			B	—						
			C	少1点						
			D	少2点						
			E	差或未答题						
3	早教内容全：感官、动作、学习社会交往	2	A	内容全						
			B	—						
			C	少1种						
			D	少2种						
			E	差或未答题						
4	带婴儿晒太阳方法正确：部位、时间、注意季节特点等	2	A	完全正确						
			B	尚正确，其中部位、时间必须正确						
			C	部位、时间正确，其他错2点						
			D	错3点						
			E	差或未答题						
合计配分		6		合计得分						

等级	A（优）	B（良）	C（及格）	D（较差）	E（差或未答题）
比值	1.0	0.8	0.6	0.2	0

"评价要素"得分＝配分×等级比值。

第5部分

理论知识考试模拟试卷及答案

母婴护理（专项职业能力）理论知识试卷

注 意 事 项

1. 考试时间：90 min。

2. 请首先按要求在试卷的标封处填写您的姓名、准考证号和所在单位的名称。

3. 请仔细阅读各种题目的回答要求，在规定的位置填写您的答案。

4. 不要在试卷上乱写乱画，不要在标封区填写无关的内容。

	一	二	总分
得分			

得分	
评分人	

一、判断题（第 1 题～第 60 题。将判断结果填入括号中。正确的填"√"，错误的填"×"。每题 0.5 分，满分 30 分）

1. 产后乳房在催乳素的作用下分泌乳汁。 （   ）

2. 健康妇女在怀孕早期仍可照常工作。 （   ）

3. 从妊娠 4～5 个月开始补充铁剂，可以预防妊娠贫血。 （   ）

115

4. 孕妇在妊娠期的人际关系是影响妊娠时心理状态的重要因素。　　（　　）

5. 孕早期妇女如有身体不适，应去医院看病。　　（　　）

6. 第三产程是 3 个产程中最短的时期。　　（　　）

7. 产后第一次小便非常重要。　　（　　）

8. 产后一周内，应每日手测宫底高度，了解子宫复旧情况。　　（　　）

9. 产后 12 h 内，有些产妇可能出现体温升高，但不超过 38℃。　　（　　）

10. 产后 1～2 天，产妇食欲差时，应以容易消化的碳水化合物为主。　　（　　）

11. 婴儿急而大声哭闹，可能是急腹痛。　　（　　）

12. 婴儿进餐时哭闹引起的窒息会呛咳、面色发绀。　　（　　）

13. 婴儿大便坚硬应给婴儿多吃蜂蜜。　　（　　）

14. 发热小孩饮食以易消化流质、半流质为宜。　　（　　）

15. 婴儿床边不能放塑料袋以免窒息。　　（　　）

16. 护理人员感冒时接触婴儿应戴口罩。　　（　　）

17. 婴儿腹泻应立即服止泻药防脱水。　　（　　）

18. 先天性髋关节脱位会使小儿长大后跛腿。　　（　　）

19. 肺炎患儿干咳痰少，并不是好事。　　（　　）

20. 卡介苗接种后出现脓肿应立即挤去。　　（　　）

21. 脂肪会使婴儿肥胖，应避免摄入。　　（　　）

22. 脂肪有动物性脂肪和植物性脂肪两种。　　（　　）

23. 添加补充食物应从少量开始逐渐加量。　　（　　）

24. 辅助食物的添加可改变食物的质量，有利婴儿食物逐渐从流质状向固体食物过渡。　　（　　）

25. 膳食纤维能促进肠蠕动，帮助婴儿排便。　　（　　）

26. 小儿各年龄阶段体重增长的速率是不同的。　　（　　）

27. 1 岁的婴儿能看到远距离的物体。　　（　　）

28. 婴儿喜欢吃的食物可多吃，不喜欢吃的可少吃或不吃。　　（　　）

29. 户外活动必须坚持天天外出，风大阴雨也应坚持。　　（　　）

30. 体锻能增加婴儿对疾病的抵抗力。　　　　　　　　　　（　　　）

31. 阴道口位于尿道下方，为尿道的开口。　　　　　　　　（　　　）

32. 足月胎儿出生时男婴睾丸应降至阴囊。　　　　　　　　（　　　）

33. 第二产程如见胎头 4 cm，就要与助产士联系马上接生。　（　　　）

34. 第三产程是指胎儿娩出到胎盘娩出的一段时间。　　　　（　　　）

35. 包裹尿布时，不要将尿布盖住小儿脐部。　　　　　　　（　　　）

36. 对于哭闹厉害的婴儿，护理员可以适当喂些镇静药。　　（　　　）

37. 母乳喂养婴儿的正常大便有时也可以见奶块。　　　　　（　　　）

38. 一次性纸尿片吸水性强，不必勤换尿布。　　　　　　　（　　　）

39. 给婴儿服药水时，应该先将药水摇匀后才能取药量。　　（　　　）

40. 为婴儿洗屁股时，应从前往后洗。　　　　　　　　　　（　　　）

41. 硬肿症多见于寒冷季节。　　　　　　　　　　　　　　（　　　）

42. 当婴儿呼吸道感染时也会出现腹泻症状。　　　　　　　（　　　）

43. 化纤衣料会加重婴儿湿疹。　　　　　　　　　　　　　（　　　）

44. 奶油是奶制品，可以让婴儿多吃。　　　　　　　　　　（　　　）

45. 吃牛奶的婴儿比吃母乳的婴儿长得更好。　　　　　　　（　　　）

46. 初乳中含有丰富的抗体，要让新生儿多吸吮。　　　　　（　　　）

47. 小儿年龄越小长得越快。　　　　　　　　　　　　　　（　　　）

48. 头大的小儿一定聪明。　　　　　　　　　　　　　　　（　　　）

49. 新生儿已能辨别愉快与不愉快的气味。　　　　　　　　（　　　）

50. 合理的生活制度能增进婴儿身心健康。　　　　　　　　（　　　）

51. 乳晕为乳头周围的褐色皮肤。　　　　　　　　　　　　（　　　）

52. 少吃粗纤维的食品能防止便秘的发生。　　　　　　　　（　　　）

53. 主张孕妇穿高跟鞋。　　　　　　　　　　　　　　　　（　　　）

54. 孕周越大越好，超过 42 周也不用去医生那儿。　　　　（　　　）

55. 正式临产时的宫缩是规则的，同时伴有宫口扩张。　　　（　　　）

56. 做选择性剖宫产时，如有发热 38℃以上，仍可以手术。　（　　　）

57. 乳母感冒时，应戴口罩哺乳。 （   ）

58. 婴儿的哭声低而无力是病重的表现。 （   ）

59. 每次婴儿大便后，护理员要仔细观察大便的情况。 （   ）

60. 给婴儿滴鼻药，滴管可以贴紧鼻孔，以免药液外漏。 （   ）

得分	
评分人	

二、单项选择题（第 1 题～第 70 题。选择一个正确的答案，将相应的字母填入题内的括号中。每题 1 分，满分 70 分）

1. 分娩方式包括（   ）。

    A. 顺产　　　　　　　B. 产前产　　　　　　C. 剖宫产　　　　　　D. 以上都是

2. 妊娠全过程分为（   ）。

    A. 早期、中期和晚期　　　　　　　　B. 早期和晚期

    C. 中期和晚期　　　　　　　　　　　D. 不分期

3. 第三产程产妇肛门坠胀可能是（   ）。

    A. 子宫收缩不良　　B. 阴道撕裂　　　　　C. 阴道血肿　　　　　D. 膀胱充盈

4. 出生后 1～2 个月的婴儿每天喂奶（   ）次。

    A. 4～6　　　　　　　B. 6～8　　　　　　　C. 8～10　　　　　　D. 10～12

5. 给婴儿服药前应核对（   ）。

    A. 姓名、药名、剂量、服药时间　　　B. 姓名、剂量、服药时间

    C. 姓名、药名、服药时间、给药途径　D. 以上都正确

6. 为新生儿沐浴时，婴儿皂应（   ）。

    A. 天天用　　　　　　B. 一周用两次　　　　C. 两周用一次　　　　D. 不能用

7. 新生儿生理性黄疸消退尽大概要（   ）。

    A. 10 天　　　　　　　B. 15 天　　　　　　　C. 30 天　　　　　　D. 2 个月

8. 婴儿缺铁性贫血是缺（   ）。

    A. 铁　　　　　　　　B. 钙　　　　　　　　C. 阳光　　　　　　　D. 维生素

9. 依赖期是产后（   ）天，产妇需要别人照顾自己。

A. 1～2　　　　　　　　　　　　B. 1～3

C. 2～3　　　　　　　　　　　　D. 3～4

10. 母乳喂养的优点中对母子都有益的是（　　　）。

　　A. 有利母子感情建立　　　　　　B. 有助母亲避孕

　　C. 有利母亲子宫收缩　　　　　　D. 提高婴儿抗病能力

11. 婴儿囟门闭合时间不完全一致，囟门闭合应（　　　）。

　　A. 越早越好　　　　　　　　　　B. 早闭合比晚闭合好

　　C. 晚闭合比早闭合好　　　　　　D. 适龄按时闭合

12. 第一产程产妇可选择的吸收快的食物有（　　　）。

　　A. 巧克力　　　　B. 红枣　　　　C. 麦乳精　　　　D. 绿豆汤

13. 肛表测量体温时，肛表插入肛门（　　　）。

　　A. 3～4 cm　　　　　　　　　　B. 4～5 cm

　　C. 相当于肛表 2/3　　　　　　　D. 以上都正确

14. 以下情况（　　）是婴儿有脱水症状的表现之一。

　　A. 前囟饱满　　　B. 哭无泪　　　C. 喜溢奶　　　D. 大便次数多

15. 含铁丰富的食物为（　　　）。

　　A. 动物血　　　　B. 水果　　　　C. 青菜　　　　D. 鸡蛋

16. 做婴儿操的时间应在（　　　）。

　　A. 喂奶前　　　　B. 喂奶后　　　C. 空腹时　　　　D. 临睡前

17. 婴儿内衣面料应选择（　　　）。

　　A. 棉布　　　　　B. 尼龙　　　　C. 纯毛　　　　D. 化纤针织物

18. 婴儿尿布洗净后可（　　　）。

　　A. 炉火烘干　　　B. 阴干　　　　C. 风口吹干　　　D. 熨干

19. 新生儿睡眠日夜颠倒是正常的，护理员应当（　　　）。

　　A. 不予理睬　　　　　　　　　　B. 顺其自然

　　C. 帮他慢慢纠正　　　　　　　　D. 夜间哭时可抱抱

20. 婴儿睡眠中护理员应（　　　）。

A. 多观察　　　　　　　　　　　B. 勤换尿布

C. 中间喂一次奶　　　　　　　　D. 中间喂一次水

21. 牛奶喂养婴儿的大便呈（　　　）。

A. 淡黄色较干　　B. 蛋花汤样　　　C. 绿色便　　　　D. 泡沫多

22. 婴儿服药后立即将药吐掉，应采取（　　　）。

A. 适当补喂　　　　B. 多喝些水　　　C. 喂些热饮料　　D. 以上都正确

23. 给婴儿洗头时，婴儿肥皂应（　　　）。

A. 天天用　　　　B. 每周用1～2次　C. 每周用1次　　D. 每周用2次

24. 新生儿头皮上的皮脂痂盖处理可（　　　）。

A. 洗头时轻轻剥去　　　　　　　B. 婴儿洗发露轻揉

C. 涂植物油　　　　　　　　　　D. 清水冲洗

25. 婴儿沐浴水温应保持在（　　　）℃。

A. 38～42　　　　B. 37　　　　　　C. 35～40　　　　B. 37～38

26. 为防虚脱，一般（　　　）个月以下婴儿不服退热药。

A. 3　　　　　　　B. 2　　　　　　C. 6　　　　　　D. 10

27. 先天性心脏病患儿在护理中应做到（　　　）。

A. 减少哭闹　　　　　　　　　　B. 增强体锻

C. 多吃增强免疫力的保健品　　　D. 尽早手术

28. 新生儿乳房肿大应采取（　　　）措施，不会影响成年后哺乳。

A. 敷药消肿　　　　B. 不作任何处理　C. 挤出奶汁　　　D. 热敷

29. 新生儿发生脐炎的最常见原因为（　　　）。

A. 不洗澡　　　　B. 水进入脐部　　C. 过度消毒　　　D. 未贴暖脐膏

30. 经常患气管炎的婴儿应（　　　），可减少发病。

A. 不与其他婴儿接触　　　　　　B. 减少户外活动

C. 经常户外活动　　　　　　　　D. 多吃维生素

31. 急性肠套叠患儿大便呈（　　　）。

A. 果酱样　　　　B. 水样　　　　　C. 坚硬状　　　　D. 脓血状

32. 6 个月以内婴儿出现（　　）体征，很可能是患有佝偻病。

　　A. 乒乓头　　　　　B. 方颅　　　　　　C. 鸡胸　　　　　　D. 肋外翻

33. 婴儿血色素正常值最低限是（　　）g/L。

　　A. 80　　　　　　　B. 90　　　　　　　C. 100　　　　　　　D. 110

34. 预防接种前的准备工作为（　　）。

　　A. 洗澡清洁皮肤　　B. 喂饱　　　　　　C. 高营养　　　　　D. 多喝水

35. 脂肪是产热营养素中产热量（　　）的营养素。

　　A. 最高　　　　　　　　　　　　　　　B. 一般

　　C. 同碳水化合物　　　　　　　　　　　D. 比碳水化合物低

36. 单纯用碳水化合物喂养的婴儿会（　　）。

　　A. 虚胖、抵抗力差　　　　　　　　　　B. 体重增长快

　　C. 胖　　　　　　　　　　　　　　　　D. 结实

37. 膳食纤维主要存在于（　　）中。

　　A. 蔬菜　　　　　　B. 水果　　　　　　C. 韭菜　　　　　　D. 杂粮

38. 喂婴儿的配方奶（　　）。

　　A. 必须现配现吃　　　　　　　　　　　B. 多配的放入冰箱备用

　　C. 只要不变质都可吃　　　　　　　　　D. 吃剩的奶可以再次喂

39. 当 3 个月大的婴儿头不能转向声源时要考虑（　　）。

　　A. 失聪　　　　　　　　　　　　　　　B. 生病了

　　C. 不高兴　　　　　　　　　　　　　　D. 听力障碍

40. 成人不能对婴儿采取的行为是（　　）。

　　A. 满足其生理需要　　　　　　　　　　B. 满足其心理需求

　　C. 不理睬　　　　　　　　　　　　　　D. 关爱

41. 训练婴儿用匙吃辅食的月龄是（　　）个月。

　　A. 3　　　　　　　　B. 4　　　　　　　C. 6　　　　　　　　D. 12

42. 适合做婴儿主被动操的月龄是（　　）个月。

　　A. 2～6　　　　　　B. 1～6　　　　　　C. 7～12　　　　　　D. 9～10

43. 月经周期一般为（　　）。

    A. 40 天左右　　　　B. 28～30 天　　　　C. 7 天左右　　　　D. 以上都不是

44. 28 周早产的胎儿体重约为（　　）g。

    A. 700　　　　　　　B. 1 000　　　　　　C. 1 500　　　　　　D. 2 500

45. 预产期的推测方法是从（　　）起，月份减 3 或加 9，日期加 7。

    A. 末次月经第一天　　　　　　　　　　B. 末次月经最后一天

    C. 同房那一天　　　　　　　　　　　　D. 以上都不对

46. 孕妇的居住环境应做到（　　）。

    A. 每天开窗通风，保持空气清洁　　　　B. 家具、地板湿性清洁

    C. 常换被褥　　　　　　　　　　　　　D. 以上各项均是

47. 第一产程初产妇约（　　）h。

    A. 12～16　　　　　B. 12　　　　　　　C. 16　　　　　　　D. 15

48. 第二产程胎儿的娩出过程是（　　）。

    A. 胎头拔露着冠、仰伸、外旋转娩出

    B. 胎头着冠拔露、外旋转、仰伸、娩出

    C. 胎头拔露着冠、外旋转、仰伸

    D. 胎头拔露、外旋转着冠、仰伸、娩出

49. 关于患有心脏病的产妇在产后以下说法错误的是（　　）。

    A. 子宫收缩，回心血量增加

    B. 孕期组织液吸收，血容量增加

    C. 最初 3 天，特别是 24 h 内极易发生心力衰竭

    D. 24 h 内极易发生产后出血

50. 剖宫产手术的当日早上应该（　　）。

    A. 禁食　　　　　　　　　　　　　　　B. 测体温、脉搏及血压，听胎心

    C. 取下活动义齿及饰物　　　　　　　　D. 以上各项均是

51. 婴儿房保持空气新鲜，最好（　　）。

    A. 装排风设备　　　B. 点卫生香　　　　C. 开窗通风　　　　D. 装中央空调

52. 婴儿内衣洗涤剂应选择（　　　）。
    A. 中性肥皂　　　　B. 碱性肥皂　　　　C. 香皂　　　　D. 皂粉

53. 婴儿衣服应选（　　　）。
    A. 套衫　　　　B. 前开襟　　　　C. 后开襟　　　　D. 花边领口

54. 婴儿尿布应选（　　　）。
    A. 白色　　　　B. 深色　　　　C. 花布　　　　D. 粉红色

55. 婴儿尿布洗涤应采用（　　　）。
    A. 机洗　　　　B. 手洗　　　　C. 与衣裤同洗　　　　D. 干洗

56. 婴儿烫伤皮肤起疱，不该采取的措施是（　　　）。
    A. 消毒针挑破吸干　　　　　　　　B. 涂紫药水收干
    C. 用消毒注射针吸干　　　　　　　D. 以上都正确

57. 1～3 个月婴儿常见的窒息原因有（　　　）。
    A. 乳母乳房压住婴儿口鼻　　　　　B. 睡眠时吮手
    C. 吃坚果　　　　　　　　　　　　D. 吸果冻

58. 预防红臀发生的最主要方法是（　　　）。
    A. 多扑粉　　　　　　　　　　　　B. 臀部涂护臀膏
    C. 保持臀部清洁干燥　　　　　　　D. 勤洗屁股

59. 婴儿发生红臀最主要的原因是（　　　）。
    A. 护理不当　　　B. 不及时更换尿布　　C. 不洗屁股　　　D. 扑粉

60. 新生儿发生脐炎，脐部可能会出现（　　　）。
    A. 渗液　　　　　　　　　　　　　B. 出血
    C. 红肿脓性分泌物　　　　　　　　D. 皮肤破损

61. 新生儿发生脐炎的最常见原因是（　　　）。
    A. 不洗澡　　　B. 水进入脐部　　C. 过度消毒　　　D. 未贴暖脐膏

62. 脐炎患儿脐部处理应涂（　　　）。
    A. 紫药水　　　B. 红药水　　　C. 温开水　　　D. 75％酒精

63. 脐炎不治疗，严重者可引起（　　　），危及生命。

 A. 败血症　　　　　B. 发热　　　　　　C. 腹痛　　　　　　D. 不吃

64. 婴儿口腔黏膜出现不易搓掉的白色小点要考虑（　　）。

 A. 鹅口疮　　　　　B. 奶块　　　　　　C. 溃疡　　　　　　D. 缺维生素

65. 含维生素 A 丰富的食物是（　　）。

 A. 肝脏　　　　　　B. 黄豆　　　　　　C. 胡萝卜　　　　　D. 青菜

66. 钙是组成（　　）的主要成分。

 A. 骨骼　　　　　　B. 血液　　　　　　C. 肌肉　　　　　　D. 牙龈

67. 血红蛋白中的主要成分是（　　）。

 A. 钙　　　　　　　B. 铁　　　　　　　C. 磷　　　　　　　D. 碘

68. 含钙丰富的食物是（　　）。

 A. 豆腐　　　　　　B. 骨头汤　　　　　C. 海带　　　　　　D. 玉米

69. 婴儿不宜选用的奶是（　　）。

 A. 配方奶　　　　　B. 鲜牛奶　　　　　C. 母乳　　　　　　D. 配方奶和母乳

70. 为婴儿冲配配方奶必须（　　）。

 A. 听从家长要求　　B. 根据经验　　　　C. 按说明　　　　　D. 浓比稀好

母婴护理（专项职业能力）理论知识试卷答案

一、判断题（第 1 题～第 60 题。将判断结果填入括号中。正确的填"√"，错误的填"×"。每题 0.5 分，满分 30 分）

1. √　　2. √　　3. √　　4. √　　5. √　　6. √　　7. √　　8. √　　9. ×

10. √　　11. √　　12. √　　13. ×　　14. √　　15. √　　16. √　　17. ×　　18. √

19. √　　20. ×　　21. ×　　22. √　　23. √　　24. √　　25. √　　26. √　　27. √

28. ×　　29. ×　　30. √　　31. ×　　32. √　　33. √　　34. √　　35. √　　36. √

37. √　　38. ×　　39. √　　40. √　　41. √　　42. √　　43. √　　44. ×　　45. ×

46. √　　47. √　　48. ×　　49. √　　50. √　　51. √　　52. √　　53. ×　　54. ×

55. √　　56. ×　　57. √　　58. √　　59. √　　60. ×

二、单项选择题（第 1 题～第 70 题。选择一个正确的答案，将相应的字母填入题内的括号中。每题 1 分，满分 70 分）

1. D　　2. A　　3. C　　4. C　　5. A　　6. B　　7. A　　8. A　　9. B

10. A　　11. D　　12. A　　13. A　　14. B　　15. A　　16. C　　17. A　　18. D

19. C　　20. A　　21. A　　22. A　　23. B　　24. C　　25. A　　26. A　　27. A

28. B　　29. B　　30. C　　31. A　　32. A　　33. D　　34. A　　35. A　　36. A

37. A　　38. A　　39. D　　40. C　　41. B　　42. C　　43. B　　44. B　　45. A

46. D　　47. A　　48. A　　49. D　　50. D　　51. A　　52. A　　53. B　　54. A

55. B　　56. D　　57. A　　58. C　　59. A　　60. C　　61. B　　62. D　　63. A

64. A　　65. A　　66. A　　67. B　　68. A　　69. B　　70. C

第6部分

操作技能考核模拟试卷

注 意 事 项

1. 考生根据操作技能考核通知单中所列的试题做好考核准备。

2. 请考生仔细阅读试题单中具体考核内容和要求，并按要求完成操作或进行笔答或口答，若有笔答请考生在答题卷上完成。

3. 操作技能考核时要遵守考场纪律，服从考场管理人员指挥，以保证考核安全顺利进行。

注：操作技能鉴定试题评分表及答案是考评员对考生考核过程及考核结果的评分记录表，也是评分依据。

国家职业资格鉴定

母婴护理（专项职业能力）
操作技能考核通知单

姓名：

准考证号：

考核日期：

试题 1

试题代码：1.1.1。

试题名称：孕妇体操指导。

考核时间：5 min。

配分：15 分。

试题 2

试题代码：1.2.1。

试题名称：挤奶指导。

考核时间：5 min。

配分：15 分。

试题 3

试题代码：2.1.1。

试题名称：为婴儿（新生儿）洗脸、洗头、洗屁股。

考核时间：5 min。

配分：15 分。

试题 4

试题代码：2.2.1。

试题名称：皮下血肿的预防和处理。

考核时间：5 min。

配分：15 分。

试题 5

试题代码：3.1.1。

试题名称：为 4 个月的婴儿备配方奶。

考核时间：5 min。

配分：15 分。

试题 6

试题代码：3.2.1。

试题名称：新生儿黄疸观察处理。

考核时间：5 min。

配分：15 分。

试题 7

试题代码：4.1.1。

试题名称：教婴儿学习抬头。

考核时间：5 min。

配分：4 分。

试题 8

试题代码：4.2.1。

试题名称：给婴儿做被动操。

考核时间：5 min。

配分：6 分。

母婴护理（专项职业能力）操作技能鉴定

试 题 单

试题代码：1.1.1。

试题名称：孕妇体操指导。

考核时间：5 min。

1. 操作条件

(1) 体操垫一块。

(2) 靠背椅一把。

(3) 体操服一套（宽松）。

2. 操作内容

(1) 做体操前物品、衣裤准备。

(2) 孕期体操演示。

3. 操作要求

(1) 分节演示。

(2) 体操演示规范。

母婴护理（专项职业能力）操作技能鉴定

试题评分及答案

考生姓名：　　　　　　　　　　准考证号：

试题代码及名称				1.1.1　孕妇体操指导		考核时间				5 min
评价要素		配分	等级	评分细则	评定等级					得分
					A	B	C	D	E	
1	体操前物品准备：体操垫、靠背椅、体操服	3	A	物品齐全						
			B	—						
			C	少1种						
			D	少2种						
			E	差或未答题						
2	个人准备：穿着，解便	3	A	方法正确						
			B	—						
			C	—						
			D	方法错						
			E	差或未答题						
3	操作规范：足部运动，盘腿坐运动，扭动骨盆运动，震动骨盆运动	9	A	完全符合操作规范						
			B	欠规范						
			C	顺序错3点						
			D	姿势错						
			E	差或未答题						
合计配分		15		合计得分						

考评员（签名）：

等级	A（优）	B（良）	C（及格）	D（较差）	E（差或未答题）
比值	1.0	0.8	0.6	0.2	0

"评价要素"得分＝配分×等级比值。

母婴护理（专项职业能力）操作技能鉴定

试　题　单

试题代码：1.2.1。

试题名称：挤奶指导。

考核时间：5 min。

1. 操作条件

(1) 安静和相对独立的场所。

(2) 产妇用饮料一杯。

(3) 洗手容器、肥皂、毛巾。

(4) 吸奶器。

(5) 椅子一把。

(6) 杯子一个。

(7) 女性成人模型。

2. 操作内容

(1) 物品准备。

(2) 帮助挤奶。

3. 操作要求

(1) 物品准备齐全。

(2) 操作方法正确。

母婴护理（专项职业能力）操作技能鉴定

试题评分表及答案

考生姓名：　　　　　　　　　　　准考证号：

试题代码及名称			1.2.1　挤奶指导		考核时间				5 min
评价要素	配分	等级	评分细则	评定等级					得分
				A	B	C	D	E	
1　物品准备齐全：场所、产妇用饮料、吸奶器、椅子、洗手容器、肥皂、毛巾、女性成人模型	5	A	齐全						
		B	缺1项						
		C	缺2项						
		D	缺3项						
		E	差或未答题						
2　操作方法正确：姿势舒适，挤压适度，吸奶器应用适当	10	A	完全正确						
		B	基本正确						
		C	错1项						
		D	错2项						
		E	差或未答题						
合计配分	15		合计得分						

考评员（签名）：

等级	A（优）	B（良）	C（及格）	D（较差）	E（差或未答题）
比值	1.0	0.8	0.6	0.2	0

"评价要素"得分＝配分×等级比值。

母婴护理（专项职业能力）操作技能鉴定

试　题　单

试题代码：2.1.1。

试题名称：为婴儿（新生儿）洗脸、洗头、洗屁股。

考核时间：5 min。

1. 操作条件

(1) 脸盆两个。

(2) 毛巾若干。

(3) 婴儿皂一块。

(4) 护臀膏一盒。

(5) 仿真娃娃一个。

2. 操作内容

(1) 物品准备。

(2) 为婴儿（新生儿）洗脸。

(3) 为婴儿（新生儿）洗头。

(4) 为婴儿（新生儿）洗屁股。

3. 操作要求

(1) 物品准备齐全。

(2) 规范洗脸。

(3) 规范洗头。

(4) 规范洗屁股。

母婴护理（专项职业能力）操作技能鉴定

试题评分表及答案

考生姓名：　　　　　　　　　　　准考证号：

试题代码及名称			2.1.1 为婴儿（新生儿）洗脸、洗头、洗屁股	考核时间					5 min
评价要素	配分	等级	评分细则	评定等级					得分
				A	B	C	D	E	
1　物品准备齐全：仿真娃娃、婴儿皂、护臀膏、毛巾、脸盆、调节水温	3	A	齐全						
		B	—						
		C	少1种						
		D	少2种						
		E	差或未答题						
2　洗脸规范：动作轻柔，语言温柔，操作卫生，顺序正确	4	A	动作熟练，完全规范操作						
		B	基本规范操作						
		C	有2处不完整						
		D	有2点完全错						
		E	差或未答题						
3　洗头规范：动作轻柔，语言温柔，姿势正确安全，顺序正确	4	A	动作熟悉，完全规范操作						
		B	基本规范操作						
		C	不熟练						
		D	姿势错						
		E	差或未答题						

续表

试题代码及名称				2.1.1　为婴儿（新生儿）洗脸、洗头、洗屁股	考核时间					5 min
评价要素		配分	等级	评分细则	评定等级					得分
					A	B	C	D	E	
4	洗屁股规范：动作轻柔，语言温柔，姿势正确安全，顺序正确	4	A	动作熟悉，完全规范操作						
			B	基本规范操作						
			C	不熟练						
			D	姿势错						
			E	差或未答题						
合计配分		15		合计得分						

考评员（签名）：

等级	A（优）	B（良）	C（及格）	D（较差）	E（差或未答题）
比值	1.0	0.8	0.6	0.2	0

"评价要素"得分＝配分×等级比值。

母婴护理（专项职业能力）操作技能鉴定

试 题 单

试题代码：2.2.1。

试题名称：皮下血肿的预防和处理。

考核时间：5 min。

1. 操作条件

（1）毛巾两条。

（2）脸盆一个。

（3）冷水、热水。

（4）热水袋一个。

（5）仿真娃娃一个。

2. 操作内容

（1）物品准备。

（2）有预防措施。

（3）会处理。

3. 操作要求

（1）物品准备齐全。

（2）能讲出三种预防措施。

（3）会正确处理。

母婴护理（专项职业能力）操作技能鉴定

试题评分表及答案

考生姓名： 准考证号：

试题代码及名称				2.2.1 皮下血肿的预防和处理	考核时间					5 min
评价要素		配分	等级	评分细则	评定等级					得分
					A	B	C	D	E	
1	物品准备齐全：仿真娃娃、毛巾两条，脸盆，冷水、热水，热水袋	3	A	齐全						
			B	—						
			C	少1种						
			D	少2种						
			E	差或未答题						
2	能讲出3种预防措施	6	A	答出3种						
			B	—						
			C	少1种						
			D	少2种						
			E	差或未答题						
3	会正确处理：止血、促淤血吸收等	6	A	处理完全正确						
			B	—						
			C	少1点						
			D	少2点						
			E	差或未答题						
合计配分		15		合计得分						

考评员（签名）：

母婴护理（专项职业能力）

等级	A（优）	B（良）	C（及格）	D（较差）	E（差或未答题）
比值	1.0	0.8	0.6	0.2	0

"评价要素"得分＝配分×等级比值。

母婴护理（专项职业能力）操作技能鉴定

试　题　单

试题代码：3.1.1。

试题名称：为4个月的婴儿备配方奶。

考核时间：5 min。

1. 操作条件

（1）消毒锅。

（2）奶瓶、奶嘴。

（3）镊子。

（4）温开水（50℃，100℃，20℃）。

（5）（附有说明的）奶粉若干罐（不同月龄及有效期）。

2. 操作内容

（1）物品准备。

（2）选择奶粉。

（3）操作配奶。

3. 操作要求

（1）物品准备齐全。

（2）正确选择奶粉。

（3）按说明正确操作。

母婴护理（专项职业能力）操作技能鉴定

试题评分表及答案

考生姓名：　　　　　　　　准考证号：

试题代码及名称			3.1.1 为4个月的婴儿备配方奶							考核时间		5 min
评价要素		配分	等级	评分细则	评定等级							得分
					A	B	C	D	E			
1	物品准备齐全：消毒锅、奶瓶、奶嘴、镊子、温开水（50℃，100℃，20℃）以及（附有说明的）奶粉若干罐（不同月龄及有效期）	5	A	完全齐全								
			B	少1种								
			C	少2种								
			D	少3种								
			E	差或未答题								
2	正确选择奶粉：适月龄、有效期内	4	A	完全正确								
			B	—								
			C	—								
			D	—								
			E	差或未答题								
3	操作步骤正确：按奶粉罐上的说明	6	A	完全正确								
			B	—								
			C	少1点								
			D	少2点								
			E	差或未答题								
合计配分		15		合计得分								

考评员（签名）：

等级	A（优）	B（良）	C（及格）	D（较差）	E（差或未答题）
比值	1.0	0.8	0.6	0.2	0

"评价要素"得分＝配分×等级比值。

母婴护理（专项职业能力）操作技能鉴定

试 题 单

试题代码：3.2.1。

试题名称：新生儿黄疸观察处理。

考核时间：5 min。

1. 操作条件

(1) 仿真娃娃3个（脸上有红润、微黄、深黄不同症状）。

(2) 考场内有窗户。

2. 操作内容

(1) 观察新生儿黄疸，鉴别正常、异常。

(2) 对不同黄疸情况处理。

3. 操作要求

(1) 观察正确。

(2) 能鉴别正常、异常黄疸。

(3) 能对不同黄疸情况进行处理。

母婴护理（专项职业能力）操作技能鉴定

试题评分表及答案

考生姓名：　　　　　　　　　　准考证号：

试题代码及名称			3.2.1　新生儿黄疸观察处理			考核时间				5 min
评价要素	配分	等级	评分细则		评定等级					得分
					A	B	C	D	E	
1　黄疸观察方法正确（操作）：光线、部位	5	A	正确							
		B	—							
		C	少1种							
		D	2种均不完整							
		E	差或未答题							
2　能鉴别正常、异常黄疸（口述）	5	A	完整，正确							
		B	—							
		C	对1种							
		D	2种均不完整							
		E	差或未答题							
3　正确处理不同黄疸情况（口述）：正常、异常	5	A	完全正确							
		B	—							
		C	对2种							
		D	对1种							
		E	差或未答题							
合计配分	15		合计得分							

考评员（签名）：

等级	A（优）	B（良）	C（及格）	D（较差）	E（差或未答题）
比值	1.0	0.8	0.6	0.2	0

"评价要素"得分＝配分×等级比值。

母婴护理（专项职业能力）操作技能鉴定

试　题　单

试题代码：4.1.1。

试题名称：教婴儿学习抬头。

考核时间：5 min。

1. 操作条件

（1）小毯子。

（2）婴儿外套、内衣。

（3）仿真娃娃一个。

（4）玩具。

（5）场地。

2. 操作内容

（1）操作前准备。

（2）教婴儿抬头。

（3）训练注意点。

3. 操作要求

（1）准备正确。

（2）抬头训练方法正确。

（3）训练注意点完整。

母婴护理（专项职业能力）操作技能鉴定

试题评分表及答案

考生姓名：　　　　　　　准考证号：

试题代码及名称			4.1.1　教婴儿学习抬头		考核时间			5 min
评价要素	配分	等级	评分细则	评定等级				得分
				A	B	C	D	E
1 准备工作正确：场地、玩具、婴儿衣着	1	A	准备符合要求					
		B	—					
		C	2点不完整或少1点					
		D	3点不完整					
		E	差或未答题					
2 训练抬头方法正确：应用游戏	2	A	完全正确					
		B	—					
		C	方法基本正确，操作生疏					
		D	不会应用游戏，操作有误					
		E	差或未答题					
3 训练注意点完整：训练时间，何时训练	1	A	完整					
		B	—					
		C	基本完整					
		D	不够完整					
		E	差或未答题					
合计配分	4		合计得分					

考评员（签名）：

等级	A（优）	B（良）	C（及格）	D（较差）	E（差或未答题）
比值	1.0	0.8	0.6	0.2	0

"评价要素"得分＝配分×等级比值。

母婴护理（专项职业能力）操作技能鉴定

试 题 单

试题代码：4.2.1。

试题名称：给婴儿做被动操。

考核时间：5 min。

1. 操作条件

（1）操作台、软垫（毛毯或小被子）。

（2）仿真娃娃。

（3）外套、内衣、尿布。

（4）录音机、操节磁带。

2. 操作内容

（1）操前准备。

（2）给婴儿做被动操。

3. 操作要求

（1）准备工作齐全。

（2）操作规范。

母婴护理（专项职业能力）操作技能鉴定

试题评分表及答案

考生姓名：　　　　　　　　　　准考证号：

| 试题代码及名称 | | | 4.2.1　给婴儿做被动操 | | 考核时间 | | | | 5 min |
| 评价要素 | 配分 | 等级 | 评分细则 | 评定等级 | | | | | 得分 |
				A	B	C	D	E	
1 准备工作齐全：操作台、软垫，操作者准备，婴儿准备，环境准备	3	A	齐全						
		B	少1点						
		C	少2点						
		D	少3~4点						
		E	差或未答题						
2 操作规范：动作轻柔，正确合拍，熟练与婴儿互动	3	A	完全符合						
		B	尚规范						
		C	尚规范，操节错1节						
		D	不规范或操节错2节						
		E	差或未答题						
合计配分	6		合计得分						

考评员（签名）：

等级	A（优）	B（良）	C（及格）	D（较差）	E（差或未答题）
比值	1.0	0.8	0.6	0.2	0

"评价要素"得分＝配分×等级比值。